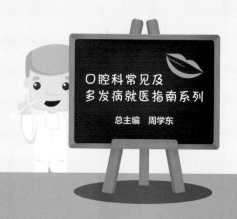

口腔科常见及
多发病就医指南系列

总主编 周学东

牙种植

就医指南

主　编　宫　苹

副主编　王慧明

U0212286

人民卫生出版社
·北　京·

图书在版编目(CIP)数据

牙种植就医指南 / 宫苹主编 . —北京：人民卫生
出版社，2020.9

ISBN 978-7-117-30405-4

Ⅰ.①牙…　Ⅱ.①宫…　Ⅲ.①种植牙–指南　Ⅳ.
①R782.12–62

中国版本图书馆 CIP 数据核字(2020)第 163606 号

人卫智网	**www.ipmph.com**	医学教育、学术、考试、健康， 购书智慧智能综合服务平台
人卫官网	**www.pmph.com**	人卫官方资讯发布平台

牙种植就医指南
Yazhongzhi Jiuyi Zhinan

主　　编：宫　苹

出版发行：人民卫生出版社（中继线 010-59780011）

地　　址：北京市朝阳区潘家园南里 19 号

邮　　编：100021

E - mail：pmph @ pmph.com

购书热线：010-59787592　010-59787584　010-65264830

印　　刷：三河市潮河印业有限公司

经　　销：新华书店

开　　本：710×1000　1/16　印张：8

字　　数：114 千字

版　　次：2020 年 9 月第 1 版

印　　次：2020 年 9 月第 1 次印刷

标准书号：ISBN 978-7-117-30405-4

定　　价：59.00 元

打击盗版举报电话：010-59787491　E-mail：WQ @ pmph.com

质量问题联系电话：010-59787234　E-mail：zhiliang @ pmph.com

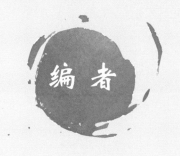

编 者

（以姓氏汉语拼音为序）

蔡潇潇　四川大学华西口腔医院

宫　苹　四川大学华西口腔医院

顾迎新　上海交通大学医学院附属第九人民医院

马　威　空军军医大学第三附属医院

满　毅　四川大学华西口腔医院

谭　震　四川大学华西口腔医院

王慧明　浙江大学医学院附属口腔医院

杨国利　浙江大学医学院附属口腔医院

袁　泉　四川大学华西口腔医院

张　宇　北京大学口腔医院

张玉峰　武汉大学口腔医院

主编助理　谭　震

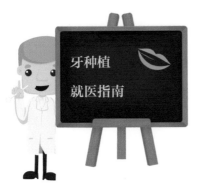

牙种植

就医指南

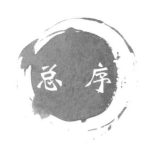

总　序

　　口腔是人体的第一门户,牙是人体最坚硬的器官,承担着咬切、咀嚼、发音、言语、美容、社交等生理功能。人们常说,牙好,胃口好,身体就好。口腔健康是人体健康的重要组成部分。2017年公布的第四次全国口腔健康流行病学调查结果显示几乎人人都存在口腔问题。口腔常见病主要有龋病、牙髓病、根尖周病、牙周病、唇腭裂、错𬌗畸形、牙缺损、牙列缺失、口腔黏膜癌前病损、口腔癌等。口腔慢性病如龋病、牙髓病、根尖周病作为牙源性病灶,可以引起全身系统性疾病;而一些全身性疾病,如血液系统疾病、罕见病等也可在口腔出现表征,严重影响人体健康和生活质量。为提高百姓口腔卫生意识、促进全民口腔健康,我们编写了一套口腔科普图书"口腔科常见及多发病就医指南系列"。

　　本套书一共12册,细分到口腔各专业科室,针对患者的问题进行详细讲解,分别是《牙体牙髓病就医指南》《牙周病就医指南》《口腔黏膜病就医指南》《唇腭裂就医指南》《口腔颌面部肿瘤就医指南》《颜面整形与美容就医指南》《牙种植就医指南》《口腔正畸就医指南》《儿童牙病就医指南》《镶牙就医指南》《拔牙就医指南》《颞下颌关节与面痛就医指南》。主编分别由四川大学华西口腔医院、北京大学口腔医院、空军军医大学第三附属医院、中山大学附属口腔医院、南京医科大学附属口腔医院、中国医科大学附属口腔医院、广州医科大学附属口腔医院的权威口腔专科专家组成。

本套书以大众为读者对象,以患者为中心讲述口腔疾病的就医流程和注意事项,以症状为导向、以解决问题为目的阐述口腔疾病的防治,以老百姓的用语、接地气的语言将严谨、科学的口腔医学专业知识转化为通俗易懂的口腔常见病、多发病就医知识。具体有以下特点:①主编为权威口腔院校的知名专家、长期在口腔科临床工作的专科医生,具有多年行医的经验体会,他们在医学科普上均颇有建树;②编写时征询了患者对疾病想了解的相关问题和知识,采取一问一答的形式,以患者关心的角度和内容设问,用浅显的、易于理解的方式深入浅出地介绍口腔的基本知识,以及口腔常见病的病因、症状、危害、治疗、预后及预防等内容;③目录和正文内容均以患者就医的顺序,按照就医前、就医时、就医后编写疾病相关内容;④内容通俗易懂,文字生动,图文并茂,适合普通大众、非口腔专科医生阅读和学习;⑤部分图书配有增值服务,通过扫描二维码可观看更多的图片和视频。

编写团队希望读者认识口腔,提高防病意识,做到口腔疾病早预防、早诊治。全民健康从"齿"开始。

总主编　周学东

2019 年 1 月

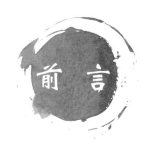

前言

　　牙种植修复治疗及研究的快速发展,使具有舒适、稳定、良好咀嚼效果、成功率高的种植牙成为愈来愈多牙缺失者的选择。许多患者虽然通过一些途径对种植牙有一些了解,但对自己是否适合种植治疗除了担心、犹豫外,还常常对种植牙手术有一定的恐惧。

　　我们在临床工作中越来越感到只有让广大人民群众更好地了解、认识种植牙,才能有效保证长期用好种植牙,这是一件十分重要、有意义的医学科普工作。为此,四川大学华西口腔医院、北京大学口腔医院、上海交通大学医学院附属第九人民医院、武汉大学口腔医院、空军军医大学第三附属医院、浙江大学医学院附属口腔医院的临床一线医师共同编写了《牙种植就医指南》。全书通过问答的方式,将牙种植专业知识以通俗易懂的语言,对相关问题进行了科学、细致的讲解。该书不仅详细介绍了种植牙的相关知识,而且注重从患者的角度细化相关治疗的步骤、流程,其目的是让患有牙病或牙缺失者能够在就诊前做好相应的准备工作,并在治疗中获得有效的医患配合及治疗后的科学维护,以提高诊疗效率,节约医疗资源,减少医疗纠纷。在此,感谢所有编者,是你们辛勤的劳动促成此书的完成和出版。

虽然我们在全书撰写过程中尽量采用通俗易懂的语言来描述相关专业知识问题,希望将复杂的科学问题简单化,而且在编写过程中几易其稿,反复锤炼,但仍难免有不足之处,还恳请读者多加批评指正。

宫 苹

2020 年 8 月

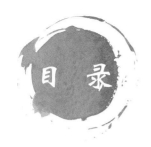

目 录

01

第一部分
有关种植牙的基本知识

02

第二部分
可以做种植牙的情况

03 第三部分
种植治疗前需要的准备和检查

04

第四部分
种植治疗方案的确定

05 第五部分
种植牙手术相关问题

06 第六部分
种植牙修复阶段相关问题

07

第七部分
种植牙使用和维护相关问题

08 第八部分
种植治疗相关名词

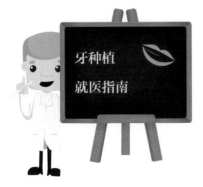

牙种植

就医指南

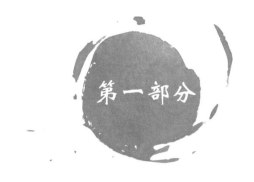

第一部分

有关种植牙的基本知识

一、种 植 牙

1. 什么是种植牙?

种植牙是在缺牙部位植入人工牙根(种植体),并在其上修复牙冠的假牙(义齿)。种植牙的基本结构包括三个部分(图1-1):种植体(位于牙槽骨内)、基台(位于口腔内,连接种植体,承担固定、支持人工牙冠的功能)、人工牙冠(位于口腔内,可通过粘接剂或螺丝固定于基台上,外观类似天然牙,承担咀嚼、美观的功能)。

很多人对此有疑惑,认为如同种瓜得瓜,种豆得豆,种植牙也是在缺失牙的牙槽骨内埋入一颗特殊的"种子",然后长出一颗牙。其实不然。

我们先了解一下口腔内的天然牙。一颗牙齿按其功能结构可分为口腔内可看见的牙冠和位于牙龈内,肉眼无法看见的牙根(图1-1左)两个部分。牙冠承担咀嚼食物、支撑面部丰满度和准确发音等功能。牙根是牙齿的根基,传递咬合力,支撑和固定牙齿。

种植牙与天然牙的结构相似,即在缺牙区将模拟天然牙牙根的种植体通过外科手术植入牙槽骨或颌骨内,经过 3~6 个月后,待种植体与周围骨组织形成牢固结合后,再在种植体上戴上牙冠(图 1-1 右)。图 1-1 显示了种植牙与天然牙的结构对比,天然牙周围是牙周膜,可以感受咬合的压力,而种植牙是直接与骨组织相连,这是两者最根本的差异。

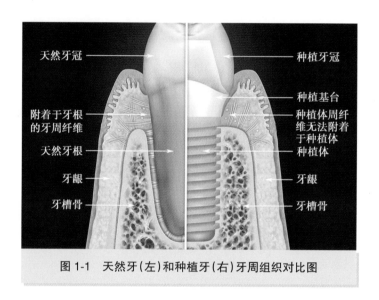

图 1-1 天然牙(左)和种植牙(右)牙周组织对比图

2. 为什么说种植牙是人类的第三副牙齿?

种植牙在结构、功能、舒适性等方面是目前与天然牙最相似的人工义齿,常被称为人类的第三副牙。

人的一生中可长出两副牙齿,分别是出生后到 2 岁半左右长出的乳牙(共20 颗),以及 6 岁以后逐渐替换乳牙而长出的恒牙(共 28~32 颗)。人的恒牙,除了一般建议拔除的智齿外,其他的每颗牙齿都需要陪伴人一生。但是,由于蛀牙、外伤、异常磨耗、牙周病、先天发育异常和肿瘤等原因,牙齿被拔除或脱落,导致咀嚼效率降低,影响消化功能,以及说话漏风、面部塌陷等衰老的面容表现。所以,及时修复缺失牙十分重要,种植牙可有效提高食物的咀嚼效率,从而促进消化吸收,改善生存质量。

3. 需要具备哪些条件才能做种植牙?

(1) 当口中有 1 颗或多颗牙缺失时,可以考虑选择种植修复,此时需要前往口腔种植专科医生处进行相关情况咨询。

(2) 医生会明确是否有妨碍种植牙手术创口愈合或者骨愈合的全身性和局部疾病。需要接受术前相关检查,比如血液学检验等,检查结果会提示是否具有接受种植修复的身体条件。

(3) 医生会明确口腔内的局部情况,即是否具有足够的骨质和骨量,或者虽然骨质骨量不足但有条件通过手术改善。

(4) 需要考虑自己的经济条件能否承受种植治疗。

4. 种植治疗的基本过程包括哪些步骤?

(1) 首先用碘伏含漱,进行口腔黏膜消毒。

(2) 局麻下将种植体植入缺牙区牙槽骨内(一般称为一期手术),缝合手术切口,7~10 天拆线。手术过程中医生会根据临床情况选择埋植式(图 1-2)或者非埋植式愈合(图 1-3)。前者在口内看不到任何种植部件,后者则可以看到种植部件。

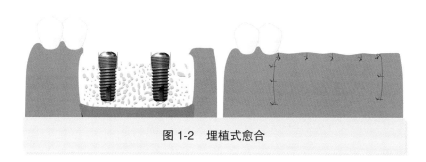

图 1-2　埋植式愈合

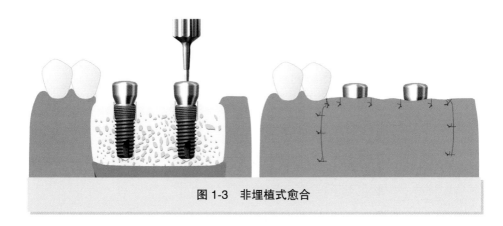

图 1-3　非埋植式愈合

（3）种植体植入术后 3~6 个月，进行第二次种植体上端暴露手术（也称二期手术），连接愈合基台，经过 1~2 周使牙龈围绕愈合基台形成良好的形态。如果一期手术采用非埋植式愈合则略过此步骤。

（4）取牙模，选择牙冠材料和颜色，加工制作牙冠。

（5）将基台旋入种植体，并按植入的种植体系统要求加以紧固，试戴、调改牙冠修复体咬合等，粘接完成（图 1-4）。

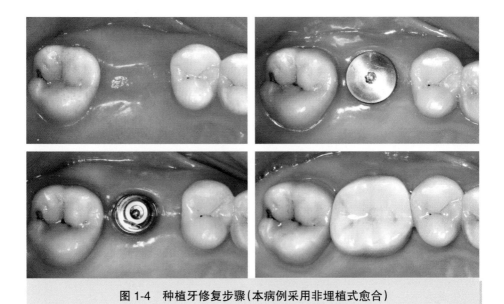

图 1-4　种植牙修复步骤（本病例采用非埋植式愈合）

5. 种植牙能完全替代天然牙吗？

不能。虽然种植牙在结构、功能、舒适性等方面是目前与天然牙最相似的人工义齿，而且种植牙比天然牙更坚硬，但因种植牙与牙槽骨是直接连接的，没有天然牙齿周围那层具有缓冲咬合力的牙周膜结构，所以咬硬物时种植牙不能很好地分散咀嚼力，种植体和周围组织更容易受到破坏和损伤，如种植体中央螺丝折断、周围组织发炎、骨组织吸收等。所以，相对来说，种植牙比天然牙更需要定期维护才能保证其长期正常使用。

6. 为什么不同的人种植治疗方法不同？效果也有一定差别？

不同患者牙缺失原因、缺牙区局部牙槽骨结构及口腔基本情况往往有较大差别，这对种植修复的治疗方法与效果都会有较大影响。例如，牙槽骨萎缩程度、骨组织密度、缺牙的位置、牙齿的拥挤程度、牙齿前突的程度等情况，都会影响治疗计划的制订，从而导致种植治疗方法不同。而且，患者身体条件、生活习惯、饮食习惯、口腔卫生状况，以及是否定期去医院进行维护等，均可影响种植治疗的效果。

牙缺失部位牙槽骨骨量充足、骨密度较好，有良好的口腔卫生习惯，定期进行口腔复查和维护，不常吃较硬较黏食物者，其种植牙往往使用效果更好，种植牙在牙槽骨内的存留时间更长。

二、缺牙后选择种植治疗的意义

1. 牙齿缺失对人体有什么影响？

牙齿是维持人类健康的重要生理器官，担负着咀嚼、言语及美观等功能。缺牙后人面容苍老、说话漏风、发音不清、咀嚼功能下降，心理会产生很大的挫败感。

牙齿缺失后，相邻牙常常容易发生向缺牙空隙内倾斜、移位。缺牙空隙相对应的对颌牙齿将因无对抗力量而逐渐伸长，导致咬合关系和牙齿排列出现错乱。牙齿一旦移位将导致牙齿之间出现间隙，失去正常的邻接关系，造成食物嵌塞。另外，牙齿缺失后，牙槽骨失去正常咬合力的刺激，即可发生进行性吸收，时间越长，牙槽骨萎缩越严重。

如果牙齿缺失不进行正确的治疗，将引起口腔及人体相关器官的变化，常常出现咀嚼功能下降，导致无法正常咀嚼食物，而未经嚼碎的食物进入胃肠，使胃肠系统的负担加重，导致胃肠功能紊乱，影响人体对营养成分的吸收，严重者机体可出现消化系统的疾病。

2. 为什么牙齿缺失后最好尽快进行治疗？

因为牙齿除维持面部外形，协助准确发音外，还是人类进食时切割、撕碎和研磨食物不可缺少的工具，是获得正常消化食物，保证营养吸收，保持生命质量的重要器官。

在人的一生中，会先后萌出两次牙列，首次长出的称乳牙，到2岁左右完全萌出，共20颗。6岁左右开始换牙，乳牙逐渐脱落，由恒牙替换，恒牙共

28~32 颗。牙齿的位置及外形使其具有特殊的功能。一般按照其功能和外形结构分为以下 3 组：

(1) 切牙组(俗称"门牙")：承担切断食物的功能，上下各 4 颗。

(2) 尖牙组(俗称"虎牙")：尖牙形如其名，即在牙尖顶处的交角约呈直角，能撕碎食物，而且牙根粗大且长，深埋在颌骨里，从而能够承受较大的力量。上下各有 2 颗，位于口角处。

(3) 磨牙组(俗称"大牙""后牙")：经切牙咬下来的食物或尖牙撕下来的食物，由舌运送至磨牙进行研磨。磨牙的咬合面凹凸不平，由许多条沟和嵴组成，好像石磨一样，有利于磨碎食物，便于胃肠道消化吸收。磨牙包括前磨牙和后磨牙，上下前磨牙共 8 颗，后磨牙 8 颗或 12 颗(包含第三磨牙，即智齿)。

口腔内任何一颗牙齿(智齿除外)的缺失都应积极进行种植治疗或者常规修复治疗，以恢复牙列的完整。

3. 种植牙和传统假牙有什么不同？

传统假牙一般是指可摘局部义齿和固定义齿。

可摘局部义齿是借助不同形态结构、卡抱于牙齿上的金属卡环固位，由覆盖于牙龈及剩余牙齿的塑料基托作支持，可以自由取戴的一种修复体。它的优点是操作简便，磨除牙体组织较少，费用低廉。可摘局部义齿适应范围较广，能修复一颗、几颗甚至全口牙齿。缺点是其卡环和基托使人感觉不舒服，需要较长时间才能习惯。同时，其咀嚼效率较低，仅能恢复正常功能的三到四成，而且饭后需清洗义齿上的食物残渣，睡前必须摘下。

固定义齿即固定桥或烤瓷桥，是将缺牙间隙两侧的健康牙齿磨小，然后作为支撑将义齿固定其上，患者不能自行取戴。优点是体积小、舒适、无异物感、戴入后容易习惯、咀嚼功能优于可摘局部义齿。缺点是固定义齿需要磨除健康的牙体组织，对医生制备技术要求较高，磨除牙体组织还可能导致牙齿酸痛甚至损伤牙齿神经而需要进一步的牙髓治疗。另外，缺失牙齿不能过多,以1~2颗牙齿缺失为宜。牙列最末端的牙齿缺失不能采用固定义齿修复。

种植牙是将种植体植入牙槽骨内,其上部负载人工牙冠的修复方法。优点是稳定牢固、外形美观舒适、不伤邻牙、基本无异物感、咀嚼功能强。但是,种植牙费用相对较高,需选择专业口腔医疗机构实施治疗。

4. 种植牙有哪些特点及优势?

(1) 适用范围广:常规种植治疗适应证较广,几乎适合用于各类缺牙情况,当然这是在患者的全身情况和局部状况允许的条件下。

(2) 咀嚼功能好。

(3) 不需要调磨天然牙,其依靠自身的人工牙根进行支持修复。

(4) 固位好:相比于传统可摘局部义齿,人工牙根像真牙一样扎根在口腔里,具有很强的固位力与稳定性。

(5) 外形美观:可以根据患者的脸型、其他牙齿的形状与颜色制作牙冠,达到整体协调和美观的最佳效果。

(6) 舒适又方便:种植牙大小及外观与天然牙相似,没有可摘局部义齿必需的基托与卡环,没有异物感,非常舒适,便于清洁,有利于保持口腔的清洁卫生。

(7) 延缓骨吸收:因为在行使正常的咀嚼功能过程中,种植牙可通过种植体对植入部位的牙槽骨形成功能性刺激,延缓牙槽骨的吸收。

(8) 使用寿命长久:据临床资料显示,目前国内采取种植治疗时间已达35年的患者,其种植牙仍保持良好的功能。随着近年口腔种植材料和种植修复技术的不断发展,种植牙已经具有很高的成功率。但良好的后续维护十分重要。

三、关于种植牙的常见问题

1. 种植牙手术痛吗？

通常来讲，经过局部麻醉，种植牙手术可以达到无痛。

常规的种植牙手术与简单拔牙一样，由于局部组织健康，多数患者没有明显疼痛感，一般无需口服抗生素。但当局部骨吸收严重，条件差时，手术时间较长，术后反应稍大，如局部肿胀、疼痛等，一般术后需要镇痛和抗感染治疗。

2. 种植牙手术需要全麻吗？手术前需要禁食吗？

常规种植牙手术是在局麻后进行。手术前不需禁食。

常规种植牙手术属于门诊手术，不需全麻。局麻条件下患者不会感到疼痛，但对操作有感知。如果是非常复杂的手术，或者患者对手术操作极为恐惧或者焦虑，也可以考虑镇静麻醉，使患者能够放松，避免精神过于紧张。特别复杂的种植牙手术需要进行全麻手术，如颧种植体等（见第五部分）。种植牙手术麻醉前需要进食，以降低麻醉时晕厥的风险。

3. 种植牙手术需要住院吗？

简单种植牙手术不需要住院。简单种植牙手术一般只需 15~30 分钟，复杂种植牙手术一般也不会超过 2 小时，都可以在门诊局麻条件下完成。

种植牙手术中使用专用器械在牙槽骨上进行微创操作，精确地预备出种植骨孔,然后将与骨组织可形成良好结合、具有良好生物相容性的钛金属种植体植入其中,替代缺失牙的牙根,完成种植牙手术。术后局部有轻微的肿胀,一般 2~3 天即可缓解,也可能会有 1~2 天的疼痛,口服止痛药可缓解。术后大约 7~10 天伤口即可愈合,此时患者应到医院复诊拆线。

　　当然,对于个别严重骨缺损,须在身体其他部位取骨组织进行较大范围植骨等手术的患者,需要住院先进行骨移植手术(一般应禁食,在全麻下完成),待骨量得到改善后,再进行种植牙手术(门诊或住院手术)。

4. 口腔内有种植牙可以做 CT 或 MRI 吗?

　　由于 MRI 检查过程中会产生非常强大的磁场,因此装有心脏起搏器,以及血管手术后留有金属夹、金属支架者,或其他的冠状动脉、食管、前列腺、胆道进行金属支架手术者,禁做 MRI。否则,由于金属受强大磁场的吸引而移动,可能会产生严重后果。目前的种植体基本采用纯钛或者钛合金制作,钛是顺磁性物质,即便在很强的磁场下也不会被磁化,所以种植体本身在 MRI 中不会受到磁力作用而发生位移。

　　以前口腔科合金常采用镍铬和钴铬合金等非贵金属,会在 CT 图像中产生较大的干扰和伪影,对图像的清晰度也会产生一定影响。大量实验数据表明,种植牙采用的钛金属、贵金属(金合金等)或者无金属的全瓷材质在 CT 检查中只会产生轻微的伪影干扰,基本不会影响图像的鉴别。

　　当然,临床中也有少部分种植牙的修复体采用了镍铬合金、钴铬合金等,那么是不是口腔中有非贵金属固定修复体在做 MRI 时一定要先摘除呢? 其实也不一定。因为种植牙中这些金属的用量和体积并不大,不会对身体造成伤害,只会对种植体周围局部的影像产生轻微影响。如果要检查的部位不是在金属修复体附近,就不会影响疾病的诊断,也就不需要拆除修复体。但是,如果患者配戴的是种植覆盖义齿,往往具有较大的金属支架,在检查前应自行取下。

5. 种植牙可以用一辈子吗？

从 20 世纪 60 年代 Brånemark 教授提出骨结合理论并将种植体成功应用于临床，至今已经历了半个世纪的验证与实践。目前种植牙存留率较 1986 年 Albrektsson 和 Zarb 教授提出的 5 年成功率 85%、10 年成功率 80% 有进一步的提高。大量临床追踪资料显示，种植牙预期的寿命在不断延长。目前，有部分患者的种植牙使用寿命已达 40 年或更长的时间。

很多患者认为种植牙价格昂贵，做好了之后要能用一辈子。其实，种植牙和天然牙一样，受到个体差异、全身健康和口腔内不同疾病的影响，在行使咀嚼等功能时需要遵照医嘱，认真做好口腔卫生，定期保养和维护，方可延长其使用寿命。

6. 拔牙后一般多久可以做种植牙手术？

常规拔牙后 3 个月可以行种植体植入手术（一期手术），但实际时间往往因患者口腔基本状况，尤其是缺牙区牙槽骨的骨质骨量不同而有较大差异。将要拔除无炎症的单根牙、局部骨质骨量较好的患者甚至可以选择即刻种植，即拔牙后直接在牙槽窝内植入种植体。而牙槽骨条件不佳的患者，则需植骨手术来改善牙槽骨条件，植骨后一般需要 3 个月或更长的时间，待骨组织形成后才能行种植牙手术。

7. 种植牙整个过程需要多久？要经常跑医院吗？

一般来说，至少需要 3 个月的时间。根据患者自身情况的不同，时间有可能会延长。如果患者种植区骨量不足，需要在术中植骨的话，整个过程需要持续半年以上。从术前准备阶段、一期手术、二期手术（如有需要），到最后修复完成,患者的就诊次数为 5 次左右。所以,有意愿做种植牙的患者需要安排好自己的时间。

四、影响种植牙成功的因素

影响种植牙成功的因素非常多,包括患者的全身和局部因素(详见第二部分)、治疗方案、种植治疗中生物材料的选择和使用、医生的技能和临床判断力等。

1. 吸烟对种植牙的成功有什么影响?

大多数人都知道吸烟对肺有极大的损害,却不知道吸烟对口腔内组织的健康也有极大的影响。烟草中的尼古丁影响牙周健康已有肯定结论。吸入的烟首先经过口腔,口腔内的组织长期受到高温、高刺激性气体的影响,导致口腔内组织愈合缓慢,以及牙周组织的炎症。尤其是种植牙手术前后,吸烟会明显影响种植创口的稳定,还可能引起种植体与牙齿周围组织的炎症,最终可能导致种植体脱落及邻牙的松动。如果患者有吸烟的习惯,可能需要在进行种植牙手术前戒除吸烟习惯或者尽量减少吸烟的量,术后 2 周内不吸烟,以减少创口感染和种植体骨结合失败的风险。

2. 吃干蚕豆等较硬食物对种植牙的成功有影响吗?

种植牙虽然坚硬程度超过天然牙,但是由于种植牙没有类似天然牙周围的牙周膜缓冲结构,种植体与牙槽骨之间直接接触,形成的骨结合界面对咀嚼中产生的咬合力量的传导、缓冲和分散不如天然牙。如果有爱吃坚硬、坚韧食物的习惯,种植牙相关结构部件出现问题的概率将增加,例如种植牙冠材料崩裂脱落(崩瓷),固定种植牙冠的基台折断,种植体折断、松动、脱落等,影响种植牙的使用寿命。

3. 口腔卫生习惯对种植牙的成功有什么影响?

良好的口腔卫生习惯是种植牙长期成功的重要保证。种植牙的健康维护需要医生和患者共同的努力。种植牙周围卫生较差,轻者会导致种植体周围黏膜炎,严重者可能引起种植体周围骨组织大量吸收,种植体松动脱落,所以维护种植体周围和口腔卫生对种植牙的远期成功至关重要。

在日常生活中要注意口腔卫生,饭后刷牙,每天使用牙线清洁种植牙邻面的间隙,牙龈退缩严重者可以使用牙间隙刷来清洁牙刷清洁不到的区域,还需要日常使用漱口水清洁口腔,以控制口腔内、咽喉部黏膜的细菌数量。只有每天坚持口腔清洁,才能减慢细菌堆积在种植牙表面的速度,防止种植体周围疾病的发生。除了日常清洁,还要定期到医院进行洁牙维护。洁牙是为了去除刷牙去除不了的牙石和菌斑,而这些是导致种植体周围疾病的直接原因。

4. 医生的技术对种植牙的成功有什么影响?

医生的技术对种植牙的成功有重要的影响。医生高超的专业技术水平及良好的医德是治疗疾病,获得可靠效果的重要保证。牙种植治疗需正确把握适应证和禁忌证、检查方法的确定和分析(根尖片、全口牙位曲面体层片及CBCT的选择和诊断)、种植体的选择(形态结构、表面特性、种植体系统的可靠性、外科及修复器械的匹配性和精准性等)、种植牙手术及修复设计方案的制订、评估和实施等。

优秀的种植科医生需要多学科、大量的综合训练和积累。成为优秀的种植科医生不仅需要较长的培养时间,还要付出高昂的学费。另外,医生是一个需要终身学习的职业,不仅是为了跟上行业的发展、技术的进步,还要面对复杂的个体差异和病情的瞬息万变,需要花费大量时间研究对策。因此,应到正规医疗机构就诊。

5. 种植体和相关材料的选择对种植牙的成功有什么影响?

种植牙的成功除了医疗技术水平外,根据不同牙缺失部位结构条件和功能的要求,需选择不同的种植体。

在整个种植治疗的过程中,涉及许多生物材料,包括种植体部件、植骨材料、缝合材料等。不同的种植体系统和品牌,其制作材料、制作工艺、产品规格各不相同。种植体的不同规格适合不同缺牙位置、不同骨质骨量。种植体材料的不同可能导致其与牙槽骨的结合略有差异。一般来说,患者自身骨质骨量条件较好时,可以选择的种植体范围较广;而患者自身条件较差时,选用有大量循证医学支持的、业界普遍认同的种植体和其他相关材料有助于种植修复的成功。

一般来讲,哪种材料更好主要是依靠业界对其长期使用结果的追踪,即通常讲的循证医学证据。有长期大量病例追踪结果可靠的种植体系统或种植材料更值得推荐。当然,不同的种植体系统设计时的出发点不一样,各有特点,可以在医生的建议下进行选择。

五、种植牙的花费

1. 种植牙贵吗?

种植牙迄今仍是十分昂贵的治疗项目。费用主要包括术前检查(实验室检查和 X 线检查)、种植体及植骨材料费、种植体植入手术费、二期手术费、制取印模费、牙冠材料及制作加工费、种植牙维护费等。

2. 为什么不同医疗机构的种植牙花费相差很大?

如前所述,种植牙的综合成本是很高的。一部分医疗机构的报价比较高,是因为这个报价已经包含了所有的费用,包括材料成本费以及各种治疗费。在治疗期间,患者通常不需要缴纳其他额外费用。部分医疗机构广告上宣传一颗种植牙的费用只需要一两千甚至几百元人民币,可能只是指部分种植体的零部件材料成本价格,并不包含全部的治疗费用。患者在接受治疗时可能需要再缴纳一部分额外费用。如若确实以超乎寻常的低价格进行治疗,则可能影响该医疗机构的正常运作,而缺少足够的人力物力确保治疗的顺利进行,也可能影响治疗后的随访和维护等,最终会影响后期的治疗结果。

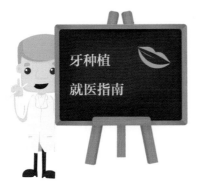

牙种植
就医指南

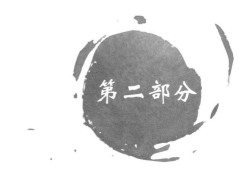

第二部分

可以做种植牙的情况

一、与种植治疗有关的全身因素

1. 全身健康状况与种植治疗有关吗？

有关系，这主要源于以下两方面原因：一是患者的某些系统性疾病或者健康问题会干扰种植体与骨组织之间的结合，从而影响种植成功率，比如糖尿病患者抗感染能力及组织愈合能力会更差一些；二是无论具体治疗方案如何，种植治疗的过程都具有不同程度的创伤和风险，对患者健康状况有相应的基本要求。

2. 为什么在做种植牙之前，医生会问患者患有哪些疾病？

全身健康状况与种植牙的适应证密切相关，同时还会影响种植牙的最终效果，所以医生在治疗开始之前会详细询问患者病史以了解患者的身体状况和是否患有系统性疾病,评估患者是否有接受手术的条件,并预测种植治疗的效果。

许多全身性疾病或特殊的生理状态都可能影响手术的进行,例如心脏病、高血压、血液系统疾病、糖尿病、甲亢、肾病、肝炎等疾病,或者妊娠、月经等生理状态等。在这些情况下,患者需要经过详细的术前评估才能考虑手术,甚至需要暂缓手术或者放弃手术。所有希望接受种植修复治疗的患者,面对医生询问病史时,请仔细回想,不要隐瞒病情,这对医患双方都是一种保护。

3. 年龄对种植牙有影响吗?

有一定影响,但并不绝对。从理论上来说,随着年龄增加,机体的再生和愈合能力有一定程度的降低,且多伴有牙槽骨的萎缩(常因多年缺牙或配戴可摘局部义齿所致),这会给种植牙带来一定的风险和困难。在临床实践中,全身状况和局部骨质骨量比患者的年龄对种植治疗的影响更大。如果全身和口腔局部条件良好,老年人种植牙实际上也能获得理想的治疗效果。对于患有高血压、心脏病、糖尿病等系统性疾病的高龄患者,应该首先进行口腔检查并请专科医生进行身体状况评估后再决定。

4. 哺乳期能做种植牙吗?

可以。通常患者在接受种植牙手术后,需要口服或者静脉应用抗生素等药物,在用药期间应当考虑暂停哺乳,以免进入乳汁中的药物对婴儿产生潜在的不良影响。

5. 高血压患者可以做种植牙吗?

可以,但需要在术前对血压进行一定的控制。由于种植牙手术属于局部麻醉手术,患者在术中具有清醒的意识,并且具有除痛觉之外的感觉,所以在进行手术操作时,患者很容易产生紧张、恐惧的情绪,此时必然会造成血压升高。血压异常升高除了会产生心脑血管方面的风险,还可能使术中出血增加,影响医生的视野和操作。一般来说,如果术前血压正常,患者通常可以耐受种植牙手术。如果手术前血压已经处于临界值或者偏高,手术中很容易达到重度高血压(血压 >180/110mmHg)的程度,严重者还可能出现高血压危象等致命的并发症。因此,高血压患者应该采用口服降压药物等方法将血压控制在可接受程度之后再进行手术。

6. 高血压患者在种植牙手术前需要什么准备?

一般来说,具有高血压病史的患者可以通过口服降压药将血压控制在一个正常的范围(120/80mmHg),如果血压持续高于 180/100mmHg,应该暂缓种植牙手术。术前医生还会注意患者的自觉症状,如果患者自述有头痛或头晕的症状,会加以关注,给予硝苯地平、地西泮等药物控制较高的血压,缓解患者的焦虑情绪。术中尽量使用利多卡因进行局麻,如使用含有肾上腺素的局麻药,肾上腺素切勿超量,同时会告知患者可能有心跳加快等症状以缓解患者的焦虑不安情绪。

7. 血糖偏高对种植牙的成功有影响吗?

有影响。如果是偶尔一次的血糖异常升高,影响不大;如果是长期的血糖异常增高,则需要考虑罹患糖尿病的可能性。糖尿病是种植治疗失败的重要风险因素之一,糖尿病患者的种植成功率低于健康人群。糖尿病会导致机体代谢障碍、伤口延迟愈合。同时,患者抗感染能力也会减弱。因此,如果曾被诊断为糖尿病,且近期空腹血糖高于 8.8mmol/L,应当暂缓手术,联系内科医生控制病情。当然,如果现在血糖控制平稳,即使曾被诊断为糖尿病,也可以进行种植治疗。

8. 糖尿病患者种植牙手术前需要什么准备？

一般来说，症状得到良好控制的糖尿病患者仍然可以接受种植治疗（空腹血糖不高于8.8mmol/L）。但术前通常需要做好口腔清洁，控制好牙周卫生，并服用抗生素预防感染。糖尿病患者种植牙术后应特别注意持续监控血糖，并可考虑预防性使用抗生素。

9. 做了心脏支架者能否进行种植治疗？

可以。但需要密切留意患者的心血管系统健康情况，并针对患者的出血倾向采取一定的应对措施。例如，有心脏支架患者往往长期口服一些抗凝血药物（华法林、阿司匹林等），术前应进行监测，凝血全套检查结果正常的患者可考虑手术，但应尽量缩短手术时间和难度，尽可能利用压迫、缝合等各种方式减少术后渗血等。对于凝血不符合要求或者合并使用多种抗凝血药物的患者，可在手术前请内科医生会诊给予治疗意见。

10. 长期服用阿司匹林等抗凝血药的患者种植牙手术前需要什么准备？

有些心血管疾病患者，如冠心病或有血栓风险的患者可能会长期服用阿司匹林等抗凝血药物来降低血液黏度，防止血栓形成。对于长期使用小剂量阿司匹林或华法林者，可以根据凝血全套检查结果进行决策。检查结果正常的患者可以在不停药的情况下接受手术。当然，需要做好术中的止血，术后应严密观察，防止继发性血肿和出血。

11. 女性患者处于妊娠或月经期可以做种植牙手术吗？

不建议这样做。种植牙手术为择期手术，一般会要求女性患者避开妊娠或者月经期。

12. 肝炎患者种植牙手术前应注意什么？

急性肝炎期间建议暂缓种植牙手术。慢性肝炎患者的肝功能有明显损害时，术前应进行凝血功能检查。凝血功能异常者应于术前 2~3 天开始，补充足量的维生素 K 及维生素 C，并给予其他保肝药物，术后也要继续给予，术中可以加用局部止血药物。肝炎患者必须向医生如实告知病情，医护人员需要进行必要的防护，以防医源性感染和交叉感染。

13. 乙肝"大三阳"可以做种植牙吗？

可以。不论"大三阳"还是"小三阳"患者，只要定期复查，确保肝功能没有异常，都可以进行种植牙手术。但必须向医生如实告知病情，医护人员需要进行必要的防护，以防医源性感染和交叉感染。

14. 金属过敏体质者可以做种植牙吗？

可以。目前几乎所有的种植体都是纯钛制成的，其免疫原性非常低。即使对于一部分对镍、钴铬合金等金属过敏的人也极少对纯钛过敏，因此选择种植治疗并不需要过多考虑过敏的问题。特别情况下，也可以在正规医疗机构进行钛金属及修复体相关材料过敏原的测试，消除疑虑后再行种植治疗。

15. 艾滋病病毒携带者或梅毒感染者可以做种植牙吗?

　　症状得到控制的情况下是可以的,但应注意充分做好防护。艾滋病和梅毒都是由相应病原体引起的,因此在手术前都需要进行相应的病原学检查,以避免医源性感染和交叉感染的发生。艾滋病病毒携带者虽然具有不同程度的传染性,但免疫功能与正常人无异。大部分梅毒患者经过治疗临床症状好转后,进行血清学检查会发现血清学指标转阴。在这种情况下,只要患者的其他指标符合种植牙手术的要求就可以进行种植牙手术。但必须向医生如实告知病情,医护人员需要进行必要的防护,以防医源性感染和交叉感染。

16. 有心脏病病史的患者在种植牙手术前需要什么特殊准备?

　　临床上根据患者的表现将其心脏功能划分为四级。

　　Ⅰ级:患有心脏病但体力活动不受限。平时的一般活动不引起疲乏、心悸、呼吸困难、心绞痛等症状。

　　Ⅱ级(轻度心衰):体力活动轻度受限。休息时无自觉症状,一般的活动可引起疲乏、心悸、呼吸困难、心绞痛等症状,休息后很快缓解。

　　Ⅲ级(中度心衰):体力活动明显受限。休息时无症状,强度轻于平时的一般活动即可引起疲乏、心悸、呼吸困难、心绞痛等症状,休息较长时间后方可缓解。

　　Ⅳ级(重度心衰):不能从事任何体力活动。休息时亦有心衰的症状,体力活动后加重。

　　一般来说,心脏病患者的心功能评估为Ⅰ级或Ⅱ级时,是可以做种植牙手术的,只要保持心态放松,不要紧张、激动或恐惧即可。有冠心病史的患者术前可以口服硝酸甘油等扩张冠状动脉的药物加以预防。但是,近期有心肌梗死病史、心绞痛频繁发作史,心功能不全达Ⅲ~Ⅳ级,心脏病合并高血压,有三度或二度Ⅱ型房室传导阻滞等病史者需要暂缓手术,请心内科医生会诊,进行相

应的药物治疗后,需要充分尊重心内科医生的意见再决定是否进行种植牙
手术。

17. 感染性心内膜炎易感人群在种植牙手术前需要什么特殊准备?

感染性心内膜炎是指由细菌、真菌和其他微生物(如病毒、立克次体、衣
原体等)直接感染而产生心脏瓣膜或心室壁内膜的炎症。风湿性心脏病、人
工心脏瓣膜和瓣膜手术后以及有感染性心内膜炎病史的患者都是感染性心内
膜炎的易感人群,因此要在种植牙术前1小时左右预防性使用抗生素。

18. 甲亢患者在种植牙手术前需要特别注意什么?

甲亢患者的甲状腺呈现高功能状态,此类患者在没有得到有效治疗时多
有神经系统症状,如易激动、失眠、焦虑等和高代谢症候群,如怕热、多汗、心动
过速等。若在此状态下进行手术,容易因为精神紧张或者术后感染引起甲状
腺危象进而发生危险。因此,种植牙手术应在症状得到有效控制时,静息脉搏
在100次/min以下,基础代谢率在20%以下再进行。同时,还要注意尽量安
抚患者,减少其精神紧张的程度,勿选择含有肾上腺素的麻药,术前、术中、术
后都应注意患者的脉搏和血压,特别注意预防术后感染。

19. 肾脏疾病患者可以做种植牙吗?

应根据病情决定。各类急性肾病都应该暂缓种植治疗,而对于处于缓解
期的慢性肾病患者,应通过监控肾功能指标来判定肾脏的受损程度。如处于
肾功能的代偿期,即内生肌酐清除率>50%,血肌酐<132.6μmol/L,且无临床
症状,则可考虑种植牙手术,但应注意预防感染。另外,对于慢性肾衰竭的患
者,应在围术期避免使用加重肾脏负担的药物,如某些抗生素或止痛药等。

20. 贫血患者种植牙手术前需要什么准备？

应根据病情决定。贫血包括再生障碍性贫血、巨幼细胞贫血、缺铁性贫血和溶血性贫血。前三类患者经过治疗保持血红蛋白在 80g/L 以上，血细胞比容在 30% 以上，都是可以行种植牙手术的。若慢性贫血患者已经有了较好的适应性和代偿功能，即使血红蛋白没有达到以上指标，也是可以耐受手术的，可以由医生酌情考虑是否手术。若老年患者或动脉硬化患者，则应保证血红蛋白在 100g/L 以上，以防术中术后出血。溶血性贫血尤其是自身免疫原因引起的患者应取得相关专家的会诊建议再决定是否行种植牙手术。

21. 白血病患者可以做种植牙吗？

一般不可以。急性或多数慢性白血病患者不建议进行种植手术。当然，对于一些病程迁延反复的慢性白血病（如慢性髓系白血病或慢性淋巴细胞白血病），如经过治疗处于稳定期而且患者有迫切的需要，可与专科医生合作，在充分预防感染和出血的条件下再行种植治疗。

22. 粒细胞减少症患者可以做种植牙吗？

应非常慎重。粒细胞减少症（或白细胞减少症）患者的免疫力较低，手术后容易发生严重感染和创口延期愈合，未得到有效治疗之前应尽量避免外科手术。只有在得到有效治疗后，中性粒细胞在 $(2\sim2.5)\times10^9$/L 或白细胞总数在 4.0×10^9/L 以上时，才可以慎重考虑种植治疗。

23. 原发免疫性血小板减少症患者种植牙手术前应注意什么？

原发免疫性血小板减少症是一种血小板减少的自身免疫性疾病。种植牙手术应在血小板计数高于 $100×10^9/L$ 时进行,且应在术前请专科医生会诊后再决定治疗方案。

24. 血友病患者可以做种植牙吗？

应根据病情决定。血友病是遗传性凝血功能障碍的出血性疾病,一般不建议行种植牙手术治疗。特殊情况下需要进行种植治疗时,可以补充凝血因子Ⅷ,当其浓度提高到高于正常的 30% 时才可慎重考虑种植牙手术。另外,患有造血系统疾病(例如凝血因子Ⅵ ~ Ⅺ异常)的患者考虑种植治疗时,需要特别关注出血和感染的风险,建议在控制原发疾病和临床症状后再考虑手术,术中力求微创和良好止血,术后注意口腔清洁卫生和合理使用抗生素以预防术后感染。

25. 精神及心理疾病患者可以做种植牙吗？

应根据病情决定。种植治疗需要患者高度配合,严重的精神及心理疾病患者无法很好地与医生合作,因此不建议进行种植治疗。轻中度心理疾病(例如轻中度抑郁症等)只要不影响患者与医生沟通,是可以进行种植治疗的,但是一定要建立在充分沟通并了解患者期望的基础上。

26. 恶性肿瘤患者可以做种植牙吗？

不建议。恶性肿瘤患者尚未完全治愈时,尤其是正在接受放疗或化疗的患者,一般建议进行创伤更小的活动性过渡性修复(可摘局部义齿)。

27. 恶性肿瘤患者放疗或者化疗后可以做种植牙吗?

应谨慎选择。恶性肿瘤患者接受化疗后全身的免疫能力和伤口愈合能力受到抑制,颌面部恶性肿瘤患者接受放疗后口腔黏膜及颌骨的血运会受到影响,常并发唾液腺萎缩、味觉障碍、感染、牙龈出血等,照射部位的颌骨血管内膜往往被破坏,骨细胞受到损伤,产生成骨障碍,甚至出现放射性骨坏死,此时种植牙失败风险会明显升高,若选择种植治疗则应在时间上适当推迟,一般需要化疗或者放疗后 1 年或更长的时间后才可谨慎考虑实施种植牙手术。进行种植的条件是全身反应消失、原发病治愈、各项指标控制在正常范围内。

28. 骨质疏松患者可以做种植牙吗?

根据最新的综述研究,骨质疏松症患者的种植体存留率与正常人比并没有显著差异,而骨质疏松症患者的种植体周围骨质流失程度与正常人比则有显著差异。因此,如果单从种植体存留率的角度来看,骨质疏松症患者不必过度担心,应将自己的全身状况、相关检查结果告知医生,配合医生进行相应的血液、X 线检查,根据个人具体状况再行判断。需要注意的是,对于长期应用双膦酸盐治疗或预防骨质疏松的患者,应尽量避免种植牙手术,或调整用药方案,以降低骨坏死的概率。

29. 化疗或长期使用类固醇激素可以做种植牙吗?

化疗患者和长期使用类固醇激素的患者,全身的骨骼和相关的代谢都会受到不同程度的影响。大剂量使用化疗药物可能导致严重的血小板减少并干扰骨生长。长期使用类固醇激素者也可能产生创口愈合障碍、骨质疏松及骨形成障碍等问题。但是，以上问题是否出现及严重程度都因人而异，有相关情况者应该向医生说明，并进行相关检查以明确自身条件能否接受种植牙手术，以及术中术后是否需要配合药物治疗。良好的沟通和完善的手术计划的制订是手术顺利进行和获得成功的基础。

30. 青光眼、高度近视患者可以做种植牙吗？

青光眼、高度近视患者往往伴有眼压升高，如果发生眼压剧烈升高等状况，可能会对患者视网膜血管、视神经造成一定程度的损伤。上颌种植牙手术（尤其是涉及上颌窦底提升术等的种植牙手术）因为关系到上颌窦这样的骨内气腔，邻近眶底，手术过程中可能造成眼压波动，从而影响病情。因此，青光眼、高度近视患者应在就诊时详细告知医生自己的病情，尽可能提供详尽的检查结果，以利于医生检查判断。如有必要，应请眼科医生会诊。

二、局部状况对种植治疗效果的影响

1. 种植牙手术之前需要解决哪些口腔问题？

首先要注意口腔卫生。如果口内余留天然牙周围有明显的软垢、牙石甚至牙龈明显红肿、出血等问题，应先进行牙周基础治疗，且应养成良好的口腔卫生习惯。对于咬合关系不良的患者，应该在种植治疗开始前咨询正畸科医生，确定是否需要进行正畸治疗。另外，龋坏（俗称"虫牙"）、牙髓炎、根尖周炎（根尖瘘管）等牙齿相关问题需要请相关医生进行会诊和治疗。口腔黏膜病、口干综合征、磨牙及紧咬牙等也应该根据专科医生的意见进行有效的治疗和控制。

2. 鼻窦炎及鼻炎对种植牙手术有影响吗?

特定条件下会有不利影响。鼻窦炎是指一个或多个鼻窦(包括上颌窦、筛窦、额窦和蝶窦)发生的炎症,可分为急性、慢性两种。鼻炎是指鼻腔黏膜的炎症,可分为急性、慢性、药物性和萎缩性四种。一般来说,鼻窦炎和鼻炎都不会对种植牙手术产生直接影响,但可能在特定时间(上颌窦炎急性发作时)对特定条件下的特定部位的种植牙手术(例如上颌后牙区骨量不足需要进行上颌窦底提升时)产生不利影响。因此,如果患者在手术前处于鼻窦炎或者鼻炎的急性发作期,局部有红肿热痛等急性炎症症状时,一般建议暂缓上颌后牙区的种植牙手术,在炎症得到有效控制之后重新评估患者的状况。

3. 缺牙区域的牙槽骨对种植牙的成功有什么影响?

缺牙区牙槽骨的骨量(高度及厚度)和骨质(密度)是种植体能否顺利植入、逐渐愈合并保持长期稳定的两个关键因素。骨量不足时无法容纳足够长度和直径的种植体,并且术后容易出现种植体周围的骨萎缩、软组织退缩甚至种植体松动脱落。骨质过于疏松则不利于种植体与骨组织形成牢固结合。但骨质并不是越致密越好,过于致密的骨质会导致血液和营养供应的不足,也不利于种植体与骨组织的结合。

4. 缺牙区相邻牙倾斜会影响种植治疗吗?

会。若患者缺牙后长期未得到治疗,就会造成邻牙向缺牙侧倾斜移位、缺牙区间隙变窄的情况。若邻牙轻度倾斜,可通过少量调磨邻牙邻面外形来恢复缺牙空间,满足修复需求;若邻牙倾斜严重,则必须先行正畸治疗调整邻牙角度,开辟足够修复空间后再行种植治疗。

5. 缺牙区对颌牙伸长会影响种植治疗吗?

会。若患者缺牙后长期未治疗就会造成对颌牙伸长移位,出现缺牙区垂直方向上修复空间不足的情况。若对颌牙轻度伸长,可少量调磨改变牙齿外形;若伸长较多,则需通过正畸压低对颌牙以恢复正常垂直高度,当然也可以将对颌牙进行根管治疗后磨短。

6. 牙周炎患者种植治疗前需要哪些准备工作?

临床研究结果表明,余留牙有进行性牙周炎的患者进行种植治疗的失败率会升高,牙周炎被认为是发生种植体周围炎的危险因素之一。未经治疗的牙周炎是种植治疗的禁忌证,因此控制余留牙的感染是牙周炎患者在种植治疗前的必要准备。对于邻近缺牙区部位有深牙周袋的患者,更需要做好牙周感染控制。只有经过系统完善的牙周治疗,且需达到一定的标准,牙周病患者才能接受种植治疗。

7. 牙槽骨吸收严重的患者能做种植牙吗?

需要根据骨吸收的严重程度来判断,多数可以植骨后同期或者延期进行种植治疗。长时间缺牙或牙周炎导致缺牙的患者,缺牙区的牙槽骨会发生不可逆的吸收而变低变薄,导致种植体无法植入理想的位置,此种情况下进行种植牙手术需要增加牙槽骨骨量来保证种植修复效果。增加骨量的方法有引导骨再生技术、上颌窦底植骨、自体块状骨移植、牙槽嵴劈开等,临床上也经常在应用以上骨增量技术的同时植入种植体以缩短治疗周期。不少患者可能对种植牙需要植骨手术感到担心,实际上这些植骨技术在种植领域的应用已有几十年的历史,随着植骨材料和微创手术技术的改良和发展,多数牙槽骨严重吸收的患者都可以通过植骨技术在一定程度上恢复骨量,从而获得种植治疗的机会。

8. 口腔黏膜病患者可以行种植治疗吗?

症状得到良好控制的情况下可以进行种植治疗。基于现有的研究资料,扁平苔藓、白斑等口腔黏膜病并不是种植治疗的禁忌证,但黏膜病患者进行种植治疗需要非常谨慎,种植牙手术应在黏膜病的症状得到治疗和有效控制后再进行,并且不能因为治疗的创伤激惹或者加重黏膜病的症状。在种植治疗期间,也应该密切关注患者口腔黏膜病的发展情况,一旦发现病情有进展或者有恶化倾向,应及时请相关专科医生会诊治疗。

9. 张闭口或咀嚼时耳前方疼痛且弹响对种植治疗有影响吗?

有影响。张闭口或咀嚼时耳前方疼痛且弹响是颞下颌关节功能紊乱的表现,经常会伴有下颌功能运动异常、开口度过小等问题,有可能影响后牙区种植牙手术和后期的修复,在种植治疗前最好请颞下颌关节科医生会诊,妥善治疗和控制有关症状后再行种植治疗。

10. 张口受限能做种植牙手术吗?

张口受限的患者一方面在种植牙手术过程中难以满足医生的操作空间,给手术的进行造成了很大困难;另一方面还可能伴有颞下颌关节功能紊乱、咬合过紧、夜磨牙等其他关节问题,这些问题也有可能影响后牙区种植牙手术和后期的修复。因此,对于张口受限的患者,建议先去颞下颌关节科就诊,待相应关节问题有所缓解后再行种植治疗。

三、几种特殊情况

1. 儿童能做种植牙手术吗?

儿童的骨骼、牙齿尚未完全发育成型,不适合接受种植治疗。有的患者年龄虽然已经达到 18 岁,但颌骨生理发育尚不完全,建议延期至骨龄成熟后再行种植牙修复。但是对于先天无牙颌或者因外伤、疾病等因素造成颌骨及牙列缺损的患者,尽管骨龄尚未成熟,也可以选择种植修复,一方面恢复咀嚼功能确保成长期的营养供给;另一方面通过种植体向颌骨传递压力,有效刺激颌骨功能性发育。

2. 先天无牙者能做种植牙手术吗?

可以,但需要请专科医生检查评估后再确定具体治疗方案。

先天无牙多伴发于特定基因异常导致的发育缺陷性疾病,例如少汗性外胚层发育不良、唐氏综合征和软骨外胚层发育不良等。此外,先天性唇腭裂也可造成所涉及范围内的牙槽骨发育性障碍以及该部位牙齿(例如上颌侧切牙)的缺失。这些疾病的治疗都不是单一科室能够完成的,需要儿科、正畸科和修复科专家的共同参与。制订治疗计划时,要考虑多种影响因素,包括患者年龄、口中剩余牙数目和健康状况、缺失牙数、患龋情况、支持组织健康状况、咬合关系和息止秴间隙等。常用的修复方法有固定义齿、可摘局部义齿及种植体支持的义齿等多种方式,必要时要联合正颌外科治疗才能达到更好的效果。

3. 牙齿正畸期间能做种植牙手术吗?

一般来说,伴有牙列缺损的错𬌗畸形都应该先正畸,一方面要排齐牙列,另一方面也要为缺牙区开辟足够的间隙或者缩小过大的间隙,同时还要调整和纠正咬合。只有正畸治疗完成后,在缺牙间隙和咬合关系合适的情况下,才可开始最终的种植修复。正畸治疗有时还能借由拉动健康牙齿,刺激缺牙部位的牙槽骨自然增生,从而为之后的种植体植入提供足够厚度和宽度的牙槽骨。但是,常规正畸治疗往往疗程漫长,患者等待种植的时间就很长,此期间不仅咀嚼功能受限,缺牙区骨量还会发生持续性吸收,影响种植治疗的效果。为了缩短疗程又不影响种植治疗效果,可以在正畸治疗完成牙齿位置和间隙调整进入精细调整咬合关系阶段时,请种植科医生与正畸科医生会诊后在适当位置植入种植体,待正畸精细调整完毕时种植体与骨结合过程也基本完成,此时拆除固定矫治器后就可以立即进行种植修复体的制作和戴入。

也有些后牙区缺牙患者无法提供正畸时前排牙齿向后移动的拉力,如果后牙区的牙槽骨健康状况良好,可在正畸科和种植科医生会诊后预先确定后牙区种植牙的理想最终位置并植入种植体,待种植体牢固结合后,即可由种植体作为正畸支抗,拉前排牙齿向后移动。当牙齿正畸结束时,正常制作种植修复体从而恢复种植牙的正常咬合功能。

4. 夜磨牙患者能做种植牙手术吗?

可以,但会在一定程度上增加种植牙失败的风险,最好在种植治疗前对夜磨牙习惯进行一定的纠正。夜磨牙是指中枢神经及颞下颌关节功能紊乱引起的睡眠过程中的习惯性磨牙,可能导致咀嚼肌疲劳、牙齿咬合面和邻面严重磨损,进一步加重颞下颌关节功能紊乱和疼痛等症状。种植体植入后,种植体和牙槽骨的结合为骨性结合,缺乏天然牙牙周膜对牙齿的生理性保护,此时患者如果有夜磨牙或者紧咬牙等副功能活动,往往会产生远大于生理功能负荷的力量,这对种植体植入后的初期稳定和骨结合界面的长期保持都不利。因此,未经有效治疗的严重磨牙症为种植修复的相对禁忌证。

磨牙症的严重程度是可变可控的,有些病例可以部分或者完全治愈。夜磨牙患者要积极治疗,首先从病因入手,注意调节心理、减缓压力,最好睡前放松,避免进食兴奋性食品,改善睡眠环境等。另外,还应积极治疗全身性疾病,减轻夜磨牙的发生。对于以咬合因素为主的磨牙症,则需要找口腔专科医生进行咨询和处理,例如磨除牙早接触点,去除殆干扰等。有缺失牙的患者可以进行适当修复,改变单侧咀嚼习惯,达到咬合平衡。当磨牙症的主要症状得到控制或者消失后,就可选择进行种植治疗。

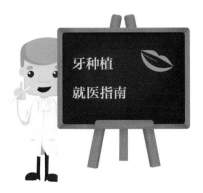

牙种植
就医指南

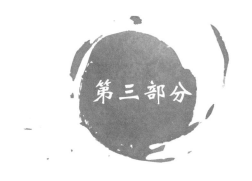

第三部分

种植治疗前需要的准备和检查

一、就医前的准备

1. 牙齿是如何缺失的？

牙齿是什么时候缺失的？在医院拔除、外伤所致还是自行松动脱落的？牙齿缺失对生活有什么样的影响？选择种植治疗想要达到的目的是什么？回顾以上信息，在就诊时告知医生，有利于医生针对具体情况进行详细分析和判断。

2. 身体还有其他疾病吗？

是否有全身性系统疾病，如高血压、糖尿病、心脏病等？以往是否做过手术？是否进行过放、化疗等治疗？有无长期服用的药物？这些信息在就诊时应详细向医生说明，这对于能否进行手术十分关键。

3. 有药物过敏史吗?

回想是否对药物过敏,如曾用某种药物出现过严重的不良反应,在就诊时向医生说明。

4. 如何选择就诊医院?

可根据需要选择就诊医院,初步了解就诊程序,如网上预约挂号,节约时间。需要特别注意的是,种植治疗是一项需要专业培训和长期临床学习操作才能熟练掌握的较复杂的口腔临床技术,建议选择正规的医疗机构就诊,由专业人员进行操作。

5. 就诊前需要准备哪些物品?

带好身份证、医保卡、医院的就诊卡、银行卡和现金、个人病历及以往的检查结果。

6. 其他注意事项有哪些?

常规术前至少1周进行全口牙周洁治,也就是"洗牙",并需要根据医生的指导进行有效的口腔清洁,确保口腔卫生状况良好,牙龈无炎症。良好的口腔卫生状况利于术后种植体的骨结合和软组织的恢复。

安排好手术当天的事务,调整好心情,如需要可让家属陪同。因为就诊当天很可能需要拍 X 线片,如果怀孕或有其他特殊情况应告知医生。就诊当天如果符合种植要求很可能还需相关化验检查,但不一定需要空腹,可提前到医院前台咨询。

二、治疗前的准备

1. 有必要戒烟戒酒吗？

　　研究表明,吸烟与牙周病有密切关系。牙周病的发生会导致牙槽骨骨量的丧失,不利于种植体的骨结合,可能会发生种植体松动、种植体周围炎等情况。目前已经非常肯定,严重吸烟患者种植牙的远期效果较差。因此,对于每天吸烟超过 20 支的患者一般不考虑进行种植治疗。每天少于 20 支的患者也建议尽量减少吸烟量,并且术前至少 1 周戒酒。另外,手术后吸烟、饮酒对于创口的愈合也非常不利,需要尽量推迟吸烟、饮酒时间。

2. 女性患者需要注意什么？

　　女性患者应避开妊娠和月经期。

3. 种植牙手术前可以吃饭吗？还需要准备什么？

　　常规的种植牙手术为局部麻醉,术前患者不能空腹,需进食。此外,建议患者当天穿舒适的深色衣服,保存体力。女性患者不要化浓妆。老年和治疗复杂的患者最好能有家属陪同。复杂种植,如植骨及多枚种植体植入等,可能会出现大约 1 周的面部肿胀,如影响工作,需提前调整好手术时间。

4. 术前还要进行哪些评估？

根据患者年龄、既往史及手术复杂程度确定患者全身检查评估的内容。评估内容包括：意识状况，活动能力，凝血功能，肝肾功能，是否有糖尿病、高血压、冠心病、脑出血、甲亢、骨质疏松、免疫系统疾病等全身性疾病。此外，医生还会特别询问是否服用双膦酸盐等药物和药物过敏史。

5. 术前需要知晓有关手术的哪些信息和风险？

患者应该了解治疗目的、疗效、手术方案、费用、并发症及相关注意事项，治疗前应仔细阅读手术同意书（图 3-1），了解清楚并确认后再签字。

种植牙手术可能引起的不良反应：①术后可能会发生不同程度的疼痛、肿胀、皮肤淤血；②持续性出血；③因术后感染需额外治疗；④手术区域内的相关组织挫伤；⑤因异体排斥、感染等情况引起种植体松动。

6. 为什么需要签署种植牙手术知情同意书？

种植牙手术是门诊手术，需要消毒、麻醉、切开、植入、缝合等常规手术操作，术后会出现类似牙槽外科术后的系列反应，患者应充分了解、知晓相关情况并签署手术知情同意书。

7. 患者还需要知晓哪些其他相关信息？

如果骨量不足，可能会需要植入骨替代材料（骨粉）、自体骨移植、上颌窦底提升手术和定制手术，以及修复导板等，手术风险、治疗周期及费用将会增加。

治疗完成之后，需要定期复查，以了解、掌握种植牙的健康和使用情况，

口腔种植治疗知情同意书

姓名：_____　性别：_____　年龄：_____　病历号：_____

本人联系电话：_____　第二联系电话：_____

诊断：_____　术前心率：_____　血压：_____

1. 医生已向我介绍可选的缺牙修复方法：可摘局部义齿、固定义齿和种植义齿，介绍了这3种修复方法的过程、优缺点、大概费用等事项，经考虑我自愿选择种植义齿修复。

2. 我理解口腔种植治疗与手术的目的、程序和步骤，愿意配合完成整个过程。

3. 医生已向我详细介绍了全部治疗过程所需时间和费用，医生视术中情况确定是否需要植骨，如植骨需增加植骨术、人工骨粉及生物膜等材料和治疗费，我同意支付所需全部费用。

4. 医生已告诉我无法保证种植体永远稳定，我理解少量患者在种植体植入术后、义齿修复后的不同阶段可能出现种植体松动、脱落，修复体破损、脱落，螺丝松动、折断等情况，属种植修复治疗的常见并发症。

5. 医生已向我介绍了有关肿胀、疼痛、局麻（颏部、下唇、颊、舌和取骨区）一时性或永久性麻木、局部皮下淤血及皮肤一时性变色、上颌窦黏膜穿孔或上颌窦炎、感染、邻牙牙根受损伤、颌骨骨折、种植体松动脱落等。

6. 我同意医生为我制订的治疗计划，包括种植体种类及种植方式；同意医生在术中如发现新问题有可能改变原来的种植计划或中止手术，此时需要关闭切口，调整修复缺牙的方案，同意当种植体在颌骨内愈合不良时，医生可根据情况决定取出种植体，重新补种或采取其他修复方法（如可摘局部义齿修复）。

7. 我保证如实向医生报告自己的健康状况、药物过敏史和长期服药史、既往史及家族史等，如有隐瞒，愿承担一切后果。

8. 我将遵照医生的医嘱，不吸烟，控制烟酒量及注意饮食，坚持正确的刷牙方法，定期进行口腔保健。

9. 我同意将我的病历资料及照片用于非商业用途的临床、教学研究及学术交流。

10. 我保证定期复查，种植体周围牙龈发炎、增生甚至伴有骨吸收，需及时到医院复诊和治疗。同意采取医生建议的种植修复体周围清洁方式。

我已经知悉并完全理解以上内容，同意进行口腔种植治疗，本同意书于口腔种植手术前签署。

患者签名：_____　　签名日期：_____

或委托人签名：_____　与患者关系：_____

医生签名：_____　　签名日期：_____

图 3-1　种植治疗知情同意书示例

及时处理出现的问题和学习种植牙的使用。每次复查应根据需要进行 X 线检查。

三、种植治疗前常规的
口腔内和口腔外检查

1. 为什么种植治疗前医生要检查口腔中的其他牙齿？

口腔内的余留牙及其周围组织构成了种植牙的生存环境，与种植牙的存留及功能行使密切相关，是种植治疗成功的重要影响因素。口腔内残留的严重缺损的牙冠和牙根、非常松动的牙齿、牙冠上有可能影响咬合的过高牙尖以及未经治疗的龋齿、牙周炎、黏膜病等都会影响种植治疗的效果，需要在术前妥善处理。有时由于邻牙倾斜，对颌牙伸长导致空间不足，可能需要正畸或其他治疗打开间隙，待间隙合适后再进行种植治疗。

2. 口内检查一般包括哪些内容？

口内检查主要包括：缺牙部位、缺牙数目、缺牙区咬合情况、缺牙区间隙宽度、剩余牙槽骨情况、缺牙区软组织状态、余留牙牙周状况、邻牙健康状况及颞下颌关节对张闭口功能的影响等。

3. 种植治疗前需要拔除智齿吗？

若智齿萌出位置倾斜时，不仅可能影响种植牙手术，而且种植牙难以与倾斜的智齿恢复正常的邻接关系，往往会造成食物嵌塞，引发冠周炎或种植体周围炎。因此,对于异位萌出的智齿,应在种植术前尽早拔除。若患者无法有效清洁智齿或者智齿有严重的龋坏,也建议提早拔除。

4. 口外检查一般包括哪些内容?

口外检查主要包括面部相关结构、形态和功能,如颞下颌关节、唇线与笑线等。

5. 张嘴时耳前方疼痛且弹响在种植治疗前需进行哪些准备?

若张闭口时耳前方(颞下颌关节区)疼痛、弹响不适、开口度过小将影响种植体植入术和后期修复的操作,在种植治疗前应到口腔颌面外科或者颞下颌关节科会诊,妥善治疗关节疾病后再行种植治疗。

6. 术前为什么需要用照相机拍照?

医生使用专业的相机拍摄患者的口外及口内情况,包括口内正侧面咬合照和缺牙处照片(图 3-2),作为资料记录。对于复杂病例或前牙缺失患者,还会拍摄正面、侧面像及微笑面像。这能给诊疗提供资料,减少患者的就诊次数,有利于和患者交流。完成全部治疗后还可以将术前情况和术后治疗效果进行对比,评价治疗效果。

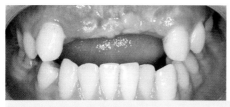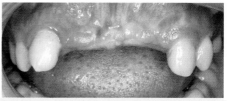

图 3-2　口内正面咬合照(左)与缺牙处照片(右)

7. 术前为什么需要取模？

一些复杂的病例，医生需在术前对患者进行取模，用于治疗方案的确定和医患之间的交流。

四、X 线 检 查

1. 种植牙手术为什么需要拍片子？

X 线片是检查牙缺失区骨质骨量，种植体植入骨内的位置、方向，与邻牙的位置关系的重要方法，所以种植牙术前术后都需要拍 X 线片。

2. 为什么有些患者做种植牙手术前要先进行 CBCT 检查？

除了普通 X 线片，较为复杂的病例还需要进行 CBCT 检查评估。CBCT 对牙齿和颌骨的成像更加清晰，可以清楚地看见种植位点的骨质、骨的高度和宽度，较准确地评估是否可以植入种植体及种植体的规格、植入的方向和角度，以及是否需要植入骨粉，从而在保护种植体周围毗邻重要结构的情况下，使种植体稳定、精准地植入骨内，尽量避免并发症的发生。CBCT 还可以帮助发现颌骨内的特殊结构，如有无病理改变、有无残根等，其射线量极低。

3. 一般种植牙手术前需要拍哪几种片子？

通常来说，种植牙手术涉及的影像学检查常规有以下三类：根尖片、全口牙位曲面体层片和 CBCT。医生会根据患者口腔不同的条件及治疗方案进行选择。

4. 牙片是什么？对种植牙手术来说什么时候需要拍？

牙片也称根尖片。一张牙片可以显示 3~4 颗牙齿,牙齿和种植牙在牙片上显示出高密度白色影像。牙片是口腔科应用最广的检查手段,在口腔种植中也常用,一般在种植后检查骨结合、种植牙的上部牙冠是否完全就位,以及复查时检查可能的种植体周围病变,有助于诊断和治疗。

5. 为什么在种植牙手术前常常需要拍全景片？

种植牙手术前最常用的检查之一就是全景片。全景片又称全口牙位曲面体层片。全景片可测定牙齿倾斜角度、牙周软组织厚度、牙根形态及位置、牙槽骨质结构等。全景片对全牙列解剖形态的展示,为医生术前诊断、分析与设计提供了重要的整体依据。

6. CBCT 是什么？

CBCT 是口腔种植科常用的检查之一。和螺旋 CT 相比,CBCT 放射量少,适用于复杂病例或者美学要求高的病例,如由于长期牙列缺失,或拔牙前患严重根尖周炎及牙周炎,牙槽嵴往往有重度不规则吸收。这些病例给种植修复带来极大的困难,CBCT 可以提供三维图像,能较精确地测量出种植位点可用骨的高度和厚度(图 3-3),并指导术中植入的方向和位置,极大地提高了种植成功率。

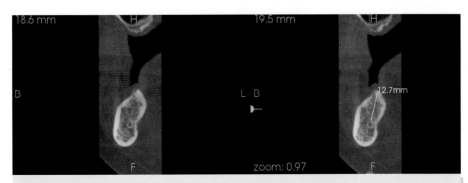

图 3-3　CBCT 可以准确测量骨组织三维结构（图中可以测量该剖面牙槽嵴顶到下牙槽神经管的距离）

7. CBCT 的放射剂量大吗？会造成严重伤害吗？必须要拍吗？

CBCT 放射线量极低，一次投照的放射量只相当于螺旋 CT 的 1/40~1/30，仅相当于 4 次全景片放射量或一套全口根尖片的剂量（大约 13~100μSv），所以 CBCT 不会对人体造成严重伤害。当然，不是所有人都需要拍摄 CBCT，医生会依据病情来决定。随着口腔数字化越来越普遍，CBCT 在未来可能也会越来越普遍。

8. 以前接受过放射治疗，会对种植治疗有影响吗？

放射治疗会导致口腔组织出现低血供、低血氧、低细胞数量和密度，从而降低种植牙手术伤口的愈合及抵抗感染的能力。在种植体的区域进行放射治疗，种植体金属的边缘效应会对其周围组织产生额外的损伤。

在放射治疗后的颌骨内植入种植体后，失败率高于正常人群。因为放射治疗使下颌骨末梢动脉内膜增生导致局部血液循环不良。对于曾进行过放射治疗的患者要求种植治疗时应当谨慎评价骨条件，一般建议放疗结束后 1 年以上方可进行种植治疗。

9. 孕妇做种植牙时是否可以拍片子？

如果是处于备孕期，拍片子影响不大。但如果确认已怀孕，则应避免接触 X 射线，暂缓种植治疗。因为治疗过程中除了拍片外，手术创伤及术中和术后用药，均容易对胎儿产生不利影响。

10. 拍片子时有哪些注意事项？如何防护？

拍片子时头颈部不要佩戴饰品。口内如果有可摘局部义齿，需要在拍片之前取下。此外，拍片时需要保持静止，微动可能会造成影像质量变差，尤其是对于全景片和 CBCT。

最需要注意的就是防护，拍片子时应该使用铅橡胶裙、甲状腺铅领来进行防护。铅橡胶裙能减少散射线对生殖器官照射量的 98%，甲状腺铅领能减少对甲状腺的损害。此外，还能减少对胸部、骨盆及长骨的照射量，有利于这些部位的骨髓组织免受损害。必须了解，在常规 X 线检查时，只要采用合理及必要的防护措施，患者所接受的放射剂量与可能引起人体潜在性损害的放射剂量相差甚远，不必要对常规口腔 X 线检查存在顾虑。

11. 种植牙手术后可以进行 CT 和 MRI 等检查吗？

种植体是纯钛的，对影像学检查影响很小。种植牙牙冠可选择不同的材料，一般来说非贵金属如镍铬合金及钴铬合金对影像学检查影响较大，全瓷材料对 X 线检查和 MRI 影响小。随着全瓷材料性能越来越完善，加之其对人体更健康，全瓷冠会越来越普遍。

12. 在一个医院拍的影像学资料可以在另一个医院使用吗？

一般来讲，如果所拍片子上标尺完善或者对 CBCT 来说所得资料（包括软件）完整，是可以使用的。但由于检查设备不同，图像质量可能有一定差别，有时需要重新拍片。

13. 为什么医生看了片子之后还不能确定治疗方案？

目前影像学检查的手段仍然不能完全反映口腔组织的实际情况。医生在制订治疗方案时，需依据片子上提供的信息，综合患者的口腔和全身情况进行分析、判断，才能确定治疗方案和计划。

14. 种植牙在 X 线片上是什么样子？

由于种植体（纯钛）及牙冠材料（氧化锆或者金属、烤瓷）对 X 线通常比颌骨、天然牙的阻射性更高，会呈现更白的颜色。如图 3-4 所示，种植牙在牙片上呈现白色阻射影，容易辨识。

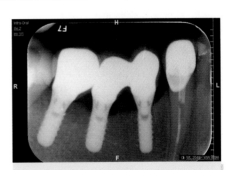

图 3-4　种植牙 X 线片表现

15. 为什么做植骨手术要拍多次 CBCT？

植骨手术通常需要术前拍摄 CBCT，以检查牙槽骨形态、骨质类型，确定植骨手术方式、植骨量等。植骨手术后半年、1 年常需要拍 CBCT，以评估手术及骨再生的效果。

16. 种植牙复诊有时需要拍牙片,作用是什么?

一般手术前后及修复前后都需要拍牙片。定期复诊拍牙片的目的是检查种植体周围及边缘骨是否稳定。拍牙片是常规诊疗手段,放射剂量极小。

17. 种植部位邻近牙齿的炎症会影响种植牙吗?

当种植牙区域邻牙有炎症时,种植牙失败的风险将增加。特别需要提醒的是,抽烟患者种植牙的成功率低于不吸烟者。

18. 医生看了 X 线片后说骨量不够,如果还是想做种植牙应该怎么办?

如果还是想进行种植治疗就需要通过植骨手术增加骨量。不同的骨缺损情况有不同的植骨方法,需要专业医生进行详细评估再决定。

19. 上颌后牙缺失伴有上颌窦炎,暂时不适合做种植牙,是什么意思?

上颌窦在颜面中部(颧部)是一个空腔,其黏膜正常厚度常小于 1mm,在 X 线片上一般不明显。当受到炎症刺激时,黏膜会变厚。如果牙槽骨条件好,种植体植入同期不需要附加其他手术时,上颌窦黏膜的增厚影响不大。但如果牙槽骨条件不好,需要植骨,就要先在耳鼻咽喉科进行诊治,经过一定的治疗,控制炎症后才能进行植骨和种植牙手术。

20. 下颌牙齿缺失导致牙槽嵴吸收明显,有损伤下颌神经的风险,还有可能做种植牙吗?

下颌牙槽骨吸收比较明显,离下牙槽神经(图 3-5)比较近时,有损伤神经的风险。若下牙槽神经损伤,将导致患侧麻木。对于这种情况,应特别慎重,可以考虑植骨增加骨量或采用短种植体等设计来解决。

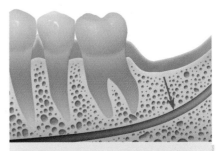

图 3-5　下颌骨剖面图,红色箭头示下牙槽神经

21. 前牙缺失,医生看了 X 线片后说牙槽骨高度和宽度都不够,美学风险大,是什么意思?

前牙区一般称为美学区,这个区域总体来讲都有一定的美学风险。在这个区域,牙槽骨宽度(即唇腭向厚度)不够比较常见,解决的方法也很多,一般效果比较显著。但垂直向骨缺损到目前为止解决还比较困难,植骨后垂直骨高度难以恢复到正常位置,因此骨量不足时前牙区进行种植治疗美学风险较大。

22. 有些患者进行种植治疗为什么需要拍全头颅 CT?

随着种植治疗的发展,许多病例在种植治疗时需要拍全头颅 CT,以获取更多有用的信息,如涉及面部美学设计或者特殊的颧种植体。由于颧种植体的长度是传统植体的 3~4 倍,起点的微小误差就可导致末端的严重偏离,所以术前应详细进行手术计划,而 CT 检查对于了解双侧颧骨的情况必不可少。随着静态导板手术和动态导航手术的发展,CT 数据的获取已经成为精准治疗的重要组成部分,有助于以修复为导向的种植体在三维方向的植入,提高手术准确率。

五、实验室检查

1. 种植牙手术前为什么要对患者进行相关的实验室检查?

任何一项临床治疗都有其相应的风险,尤其随着人口老龄化的加剧,有相当一部分患者有全身性疾病,全身情况比较复杂,因此在手术前医生要先确定患者的健康状态是否会影响种植牙手术的实施,患者是否能承受手术风险,哪些情况会影响手术和术后的愈合,可能的并发症有哪些,以及相应的处理方法等。因此,需要进行实验室检查了解患者全面的身体情况,主要包括血象、各项生化指标及艾滋病、淋病等疾病感染标记物项目。若出现任何异常指标都应该到相应的专科进行进一步检查诊治,然后再进行种植牙手术。

2. 为什么医生要求在做种植牙手术前先查血?

查血是常规进行的术前评估项目。查血的项目一般有血常规、血糖、凝血常规和感染标记物。目前糖尿病发病率较高,血糖控制不好会直接导致种植治疗失败,因此术前需要检查空腹血糖或者糖化血红蛋白。由于术中会出血,术前检查凝血常规可以避免术中出现难以止血的状况,减少或避免手术意外。感染标记物则是检查患者是否有一些自己不知道的传染性疾病,如肝炎、艾滋病等。这些疾病的存在会降低免疫力,使手术后容易出现并发症。对于这类患者,临床治疗时需要进行一些特殊的防护处理以保护患者,同时避免危及其他患者和医务人员。

3. 种植牙手术前的实验室检查一般包括哪些内容？

通常在种植牙手术前患者需要进行两方面的实验室检查：其一是血象、出凝血时间和生化指标等项目；其二是传染病指标检测。

4. 什么是血常规检查？

血常规是最基本的血液检测项目。血液由血浆和血细胞两大部分组成，血细胞包括三种不同功能的细胞——红细胞、白细胞以及血小板。血常规检查的是血细胞。通过观察细胞数量变化及形态分布来判断疾病，是医生诊断病情最常用的辅助检查手段之一。

5. 贫血与种植牙手术的关系是什么？

贫血是人体外周血红细胞容量减少，低于正常范围下限，不能运输足够的氧至组织而产生的综合征。由于红细胞容量测定较复杂，临床上常以血红蛋白浓度来代替。

WHO 诊断贫血的血红蛋白标准为：成年男性低于 130g/L，成年女性为低于 120g/L，孕妇低于 110g/L。慢性贫血者因机体已经有良好的适应性和代偿功能，即使血红蛋白较低，也能耐受一般手术。血红蛋白在 80g/L 以上，血细胞比容在 30% 以上，一般可以进行种植牙手术。但老年或动脉粥样硬化患者，血红蛋白需要保持在 100g/L 左右，以防止术中及术后出血。

6. 白细胞异常与种植牙手术的关系是什么？

白细胞在外周血中分五类——中性粒细胞、嗜碱粒细胞、嗜酸粒细胞、单核细胞和淋巴细胞，参与不同的防御免疫任务。成人外周血白细胞计数正常参考值为 $(4\sim10)\times10^9/L$。

白细胞计数过高或过低的病因较多，需要专科医生根据不同的临床症状进行判断与处理。针对白细胞异常的患者，种植治疗计划应视具体情况而定。若症状是短期的，例如急性感染导致的白细胞计数增高，种植牙手术应当推迟到感染得到控制，患者恢复至正常状态后进行。若症状经久不愈，需先行专科治疗后再评估是否可以进行种植牙手术。

7. 什么是凝血功能？包括哪些检查项目？

凝血功能是指使血液由流动状态变成不能流动的凝胶状态的过程的一种能力（即血浆中的可溶性纤维蛋白原转变为不溶性的纤维蛋白的功能）。在种植牙手术前进行凝血功能检查，可以在术前了解患者有无凝血功能异常，有效防止在术中及术后出现出血不止等意外情况发生。

凝血功能检查主要包括血浆凝血酶原时间（PT）及由 PT 计算得到的 PT 活动度、活化部分凝血活酶时间（APTT）、血浆凝血酶时间（TT）、国际标准化比值（INR）以及纤维蛋白原（FIB）。

8. 凝血障碍性疾病与种植牙手术的关系是什么？

凝血障碍性疾病是指凝血因子缺乏或功能异常所致的出血性疾病，分为遗传性和获得性两大类。针对不同病因，需要相应的专科治疗。在系统性治疗结束后，经专科医生判断，可耐受种植牙手术的患者才能进行种植修复。

患有凝血障碍性疾病的患者手术时需要特别关注出血和感染的问题。手术中医生应力求减少创伤。手术后患者需要注意创口的护理、口腔清洁并合理服用抗生素,从而预防术后出血和感染。

9. 肝脏疾病与种植牙手术的关系是什么?

严重的肝脏疾病常伴有凝血功能异常。因此,肝脏疾病患者进行种植牙手术前不仅需要进行肝功能检查,凝血功能检查也同样重要。

肝脏疾病患者若综合代谢指标、血常规、APTT 和 PT 没有异常,手术治疗很少有风险,只需要按照正常的治疗计划进行种植治疗即可。

凝血时间延长但不超过正常上限的 1.5 倍或胆红素轻微受到影响的肝脏疾病患者,属于中度风险,这类患者治疗时需要参考内科医生的意见,手术要重视术中止血,高难度的手术需要在密切监护下进行。凝血时间超过正常值上限 1.5 倍以上,中重度的血小板减少症(低于 140 000/mL)、肝脏相关性的酶或化学物质(胆红素、白蛋白、碱性磷酸酶、血清天冬氨酸氨基转移酶、血清丙氨酸基转移酶)严重受到影响的患者属于高风险。这些通常是种植牙手术的禁忌证。如果前期已完成种植体植入,需要进行暴露种植体的二期手术时,推荐住院治疗。另外,酗酒的肝脏疾病患者也是种植治疗的相对禁忌证。

10. 抗凝血药物治疗与种植牙手术的关系是什么?

华法林是一种广泛应用的抗凝血药。近年来研究发现只要接受抗凝血药物治疗的患者的国际标准化比值(INR 值)在允许范围之内,种植牙手术就可以安全进行。如果 INR 值在 2~3.5 时,没有必要停止使用抗凝血药物;如果 INR 值高于 4.0 时,内科医生应该采取适当的方法把 INR 值降低到一个较为安全的值,或者停止使用华法林而选用肝素或维生素 D 进行治疗。但是,对于所有接受抗凝血治疗的患者,都应该采取稳妥的外科手术方案并密切关注出血情况。

11. 阿司匹林与种植牙手术的关系是什么?

阿司匹林,又称乙酰水杨酸,一直被作为解热镇痛抗炎药使用。现倾向于在手术前低剂量的阿司匹林治疗可以不用停药,术中及术后采取局部的止血措施就可以。由于没有关于支持停用低剂量阿司匹林的研究,所以在常规种植牙手术时可以不停药。如停用阿司匹林治疗可能会使患者处于血栓、心肌梗死或脑血管意外的危险时,种植牙手术应谨慎。但是,对于接受较高剂量(>100mg)阿司匹林,或合并使用其他抗凝血药(如氯吡格雷、双嘧达莫),应该通过内科会诊来决定是否停药。

12. 种植治疗为什么要检测血糖?

糖尿病是一种常见的代谢性疾病。研究发现糖尿病对种植牙术后伤口感染及种植体松动失败的风险较正常人群增高,且与血糖水平具有相关性。因此,糖尿病患者进行种植治疗后需要长期监测、控制血糖。

一般种植牙手术采用局麻者,特别是术后能进食者,对糖尿病的影响较小,按照治疗计划进行手术即可。建议空腹血糖控制在 8.88mmol/L(160mg/dL)以下。术后应注意进食情况,并控制血糖,可预防性使用抗生素。

13. 种植牙术前通常需要检测哪些传染病指标?

根据国家疾病预防控制中心的要求,在手术治疗前须进行传染病指标检测,主要包括乙肝、丙肝、艾滋病和梅毒等检查。种植牙手术前进行传染病检测十分重要。

临床工作中，若使用了被乙肝、丙肝、艾滋病及梅毒等病原体污染而又未经严格消毒的医疗器械，包括注射器、口腔科器械以及外科手术用的刀、剪、钳等，都有感染这些病毒的可能性。根据医疗管理制度，携带这几类病原体的患者使用过的医疗器械都要经过特殊的消毒程序，如使用单独的消毒包。除了一般的消毒流程外还需进行特殊消毒，并进行相关指标的检测。手术需安排在指定的手术室，从而防止医源性感染的发生。因此，进行传染病指标检测是保护自己与他人的有效措施，是非常必要的。

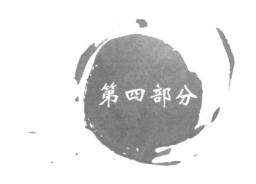

第四部分

种植治疗方案的确定

一、更好地和医生交流

种植治疗虽然能够改善大多数失牙患者的咀嚼功能,但由于医学发展的局限性和人群的个体差异,这样的成功也只能是可能和有时,因此医患沟通是十分重要的。当患者向医生陈述病史、感受,诉说其要求时,不一定都能被医生完全理解。同样,当医生表达诊疗意见,提出需要配合的要求时,也不一定能全被患者领会,赢得患者的合作。医生获得患者的信任,患者真实准确地陈述自己的情况,才能使科学、安全的治疗方案得以实施,获得良好的效果。

1. 患者需要向医生描述病史吗?

就诊时需要向医生准确描述自己的症状和发生发展的过程,使医生能够获得准确的病史情况。口腔科医生对病情的判断主要是通过询问患者主要想解决的问题(主诉)和疾病发生发展历程(病史),然后综合临床检查以及影像学等检查进行诊断并拟定治疗方案。医生了解缺失牙的位置、导致牙缺失的原因和相关治疗过程及全身状况等,才能进行更加有针对性的检查。如果不能准确陈述病史,也不用太担心,医生会通过询问,帮助患者进行回忆,并按职业要求保护患者隐私。因此,准确而直接地回答医生的问题,有助于疾病的诊治和疗效的保障。

2. 患者需要表达自己的治疗期望吗?

患者应与医生沟通并准确、明白地表达自己对于治疗的期望,从而为医生制订治疗方案提供参考,其中包括治疗的费用、时间、程序和最终的效果等。当然,与医生沟通后,患者可以根据自己的要求,并参考医生的专业意见,与医生共同确定合适的治疗方案。但由于医学发展的局限性,目前的治疗方法和技术仍不能完全满足每一个患者的要求。

二、种植牙具体治疗方案的选择

1. 牙拔除后多久可以进行种植治疗?

传统的种植治疗需要在拔除牙齿后等待拔牙窝愈合 3~6 个月再进行种植。随着口腔种植学的发展,部分患牙可以在拔除之后立即植入种植体,并且完成牙冠的修复,临床称为即刻种植和即刻修复。但即刻种植需要具备一定的条件,对手术操作技术要求较高,其风险要高于传统的种植牙手术。

2. 如何选择种植体品牌? 是不是越贵越好?

目前可用于临床的进口和国产的种植体系统繁多,不同的种植体结构、质量及价格存在较大差别。根据临床研究文献,种植体质量、结构及配套器械的精准性和可靠性对种植成功有重要的影响,与价格有一定相关性。但对于不同的缺失牙情况,更重要的是根据治疗方案选择合适的种植体,并非越贵越好。

3. 缺多少颗牙就应该"种"多少颗吗?一次能"种"几颗牙?

(1)单颗牙:单颗牙缺失采用种植牙治疗常规只需要1颗种植体,但是当缺牙区间隙比较大时,需要2颗种植体。

(2)多颗牙:当缺失多颗牙时,如果缺牙区骨组织量充足、形态正常,在后牙区建议植入相应数目的种植体。但在前牙区,为了美学修复效果,可采用2颗种植体以固定桥的形式修复3~4颗缺失牙。

(3)无牙颌:全口无牙的患者,根据修复形式的不同采用的种植体数目也不一样。当采用固定义齿修复时,上下颌需分别植入种植体6颗以上。采用可摘局部义齿修复时,上下颌一般分别植入种植体2~6颗不等。由于骨组织质量和功能的差别,上颌所需种植体通常较下颌多。

理论上,种植体越多越接近天然的牙列情况,恢复功能越好,但随着种植体数量的增多,手术的难度也会相应增加,而且种植体的位置受到颌骨骨质骨量、解剖形态的限制,所以种植体的数量不是越多越好,要根据患者的情况进行选择。

种植体植入手术通常创伤较小,多数情况可以一次手术完成全部种植体的植入。但对于骨量不足的患者,植骨与种植牙手术可能需要分阶段完成。

4. 连续多颗牙缺失要选择什么种植修复?

口腔内相邻的多颗牙缺失最理想的种植修复形式是植入相应数量的种植体进行缺失牙的修复。当缺牙区个别牙骨量不足时,可以适当减少种植体数目,采用固定桥修复。

5. 什么是即刻种植？

即刻种植是在拔牙后随即植入种植体。即刻种植要求拔牙区无明显感染，局部剩余足够的骨组织，种植体植入后能获得一定的固位。尽管即刻种植可以减少手术次数、减少手术创伤、缩短治疗周期，且有研究显示，即刻种植的种植体长期存留率和远期效果与延期种植没有明显差异，但拔牙窝的存在可能加大种植体植于理想位置的难度，种植体植入初期的稳定性也难以保证，尤其对于美观风险大的前牙缺失患者，由于拔牙后牙龈可能出现退缩，即刻种植仍应慎重考虑。

6. 缺牙后不同时期种植有什么区别？

除了传统种植和即刻种植以外，一般在组织愈合的不同时期也可以进行种植牙手术。拔牙后 1~2 个月，虽然拔牙区软组织基本愈合，但是拔牙窝尚未完全恢复。拔牙后 3 个月左右，拔牙窝内牙槽骨改建基本完成。拔牙时间过长，如未及时修复，局部骨组织缺乏功能刺激，骨组织将发生吸收、萎缩。因此，牙缺失后应该在适当的时候进行科学的、符合生理功能的义齿修复。

7. 什么是上颌窦？

上颌窦是人体上颌骨内一个不规则的腔状结构，左右各一，对称地分布在鼻子两侧，对发音有重要的共鸣作用。上颌窦内有窦口与鼻腔相通，若窦口堵塞将引起上颌窦炎，可出现鼻塞、面部肿胀疼痛等症状。后牙的牙根与

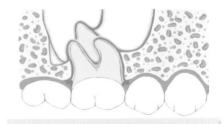

图 4-1 上颌窦与后牙牙根的相邻关系

上颌窦底壁相邻，犹如位于后牙牙根上方的"天花板"（图4-1）。上颌窦底一般较薄，由黏膜及骨壁构成，容易因牙根发炎或治疗操作不当造成穿孔，进而导致上颌窦炎症。

8. 有的种植牙手术为什么要进行上颌窦底提升术？

临床上，许多患者因为上颌后牙区长期缺牙等原因导致牙槽骨萎缩明显，剩余牙槽骨垂直方向的骨量高度不足，无法植入一定长度的种植体。上颌窦底提升术是将与后牙区相邻的上颌窦底上抬，以增加局部垂直骨高度使其满足种植体植入需求，从而保证种植牙长期的稳固和咬合负重。该方法不影响上下颌牙之间的龈殆距离。上颌窦底提升术从术式上分为经口内上颌窦外侧壁入路的外提升术，以及经牙槽嵴顶入路的内提升术（图4-2）。

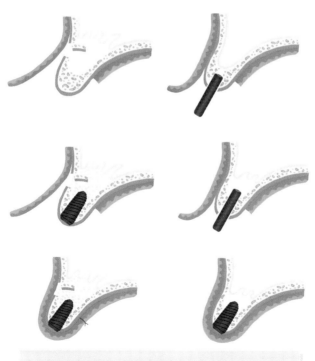

图4-2　上颌窦外提升术（左）与上颌窦内提升术（右）

9. 上颌窦底提升术对身体有影响吗?

目前上颌窦底提升术作为一项成熟的技术,常规应用于上颌后牙区骨量不足的情况,其长期效果稳定。手术一般在局部麻醉下进行,术中不会有明显疼痛。对于经牙槽嵴顶入路的内提升术,术中常需要通过短暂的敲击将上颌窦底部已修整较薄的骨壁上抬。上抬窦底过程中的敲击会有一定的不适感。上颌窦底提升术后 1 个月内应避免游泳,避免因感冒而频繁擤鼻或打喷嚏等增高鼻腔内压力的动作,术后需局部点滴抗炎和减轻水肿的呋麻滴鼻剂等。术后伤口和面部会出现一些水肿、不适,一般 3~5 天逐渐减轻、缓解。上颌窦有炎症等病理性改变时,不能进行上颌窦底提升术。

10. 除了上颌窦底提升术,还有其他选择吗?

当后牙区牙槽骨吸收时,除上颌窦底提升术外,还有以下方法可在一定的病例范围内进行种植治疗。

(1) 植入短种植体:当牙槽骨萎缩不严重时,可选择使用长度 6~8mm 的短种植体。

(2) 倾斜种植:为了避开骨量缺少的区域,种植体采取近远中向倾斜或偏腭侧植入的方法,其修复方案有一定的特殊性。

以上两种方法对剩余牙槽嵴骨量的高度及骨质仍有一定要求,手术失败的风险高于常规种植。

(3) 放弃骨量最少位点的植入,将前后种植体作为基牙,设计种植支持式固定桥修复方案(图 4-3)。

(4) 放弃种植治疗方案,选择其他修复设计。

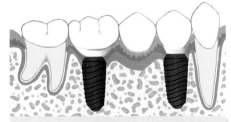

图 4-3　种植支持式固定桥

11. 种植牙为什么要植骨？

与天然牙一样，种植牙也需要牙槽骨固定。牙缺失后，当缺牙区牙槽嵴萎缩，不能满足牙种植所需的牙槽嵴骨量的要求，种植体无法安全植入、长期稳定或获得良好的美学效果时，则需要进行植骨或通过骨替代材料的植入，刺激骨组织再生，增加局部骨量。

12. 植骨材料会保持稳定吗？

无论是移植自体骨组织，或是采用颗粒状人工植骨材料，都不能绝对、完全确保通过植骨材料的植入能够成功获得新生骨组织，其影响因素较多，如伤口缝合张力、骨缺损的形态、感染、创口局部过早配戴义齿、患者的口唇运动张力等。

13. 植骨材料对身体有影响吗？

植骨材料可以是来自患者身体的其他部位的自体骨，也可以是人工骨替代材料。植骨材料犹如支架材料，为新骨沉积提供物理架构，维持轮廓，诱导新骨形成。植骨手术常见的并发症为感染，一旦发生，需要对植骨区域彻底清创，将移植物及种植体部分或全部取出，待伤口愈合后可酌情择期再次植骨。另需注意：对于长期应用双膦酸盐治疗或预防骨质疏松的患者，应尽量避免植骨手术，或调整用药方案，降低骨坏死的概率。

14. 为什么要做软组织成形手术？

牙齿被拔除以后除骨组织发生萎缩外，骨组织表面的软组织也随之发生萎缩（如前庭沟变浅、角化黏膜变窄等）。软硬组织萎缩导致的解剖外形变化既不利于口腔卫生的维护,也不利于种植体周围组织的健康。另外,当骨量不足采取植骨手术后,常存在软组织位置变化、黏膜变薄等问题。因此,进行软组织成形手术可以改善、预防软组织萎缩等问题,有利于维持种植治疗的长期效果,易于口腔清洁。

15. 做软组织成形手术疼吗?

软组织成形手术包括局部修整塑形和自体软组织移植塑形,局部修整塑形的创伤较小,术中、术后的不适感较小。自体软组织移植塑形的手术部位不仅包括种植牙的部位,还包括在身体其他部位获取移植软组织瓣(通常为腭侧)。切取软组织区及软组织成形区在术后有一定的疼痛及不适感,需口服3天抗生素和止痛药,软组织愈合需 2~3 周。

16. 无牙颌患者选择固定种植牙修复好还是活动的好?

无牙颌患者的种植修复分为固定和活动两种方式。无牙颌患者选择固定修复还是活动修复,主要根据骨质条件、身体状况、口腔卫生维护能力、面部丰满度以及患者的经济条件等情况。二者的优缺点比较见表 4-1。

表 4-1　无牙颌患者种植固定修复和活动修复的比较

类型	优点	缺点
固定修复	与天然牙更接近 患者心理感受好	对口腔卫生维护要求高 对唇颊的支撑可能不足 费用高
活动修复	改善塌陷的口唇形态好 容易清洁 对牙槽骨条件的要求较低 手术难度相对低 费用相对低	需要摘戴

17. 种植牙的牙冠选择什么材料好？

（1）金属：金属牙冠材料主要采用贵金属（金合金）和钛，坚固耐用，但美观效果差，目前使用较少。

（2）全瓷牙：瓷的颜色、质地、光泽等方面与真牙接近，具有良好的美学效果，常用的材料是氧化锆全瓷。氧化锆全瓷牙冠坚固耐磨、抗折强度高、生物相容性好。全瓷冠崩瓷率较低，但因美观需要，全瓷冠表面采用了饰面瓷时，需注意咬合应力设计，避免崩瓷。

（3）金属烤瓷牙：金属烤瓷牙先用合金铸造成金属基底，然后在其表面熔附上一层瓷。根据金属的不同分贵金属合金、非贵金属合金。由于金属的存在，烤瓷牙的透光性与天然牙有所不同。非贵金属合金长期使用在牙冠和牙龈交接处可能会有金属析出，造成牙龈缘形成青灰色或者黑色线圈，影响美观。非贵金属烤瓷牙可影响 MRI，因而目前极少使用。另外，金属烤瓷牙冠的崩瓷率较高。较大范围的崩瓷通常需要重新制作烤瓷牙，拆除原有牙冠较费时，且将产生额外的治疗费用。

三、种植牙相关的辅助治疗

1. 为什么有些人种植治疗前医生要求做正畸？

种植治疗对缺牙间隙和牙列的咬合状况有一定的要求（图 4-4）。当患者缺牙区邻牙存在牙齿倾斜、扭转、拥挤等不能满足种植体植入和牙冠修复的空间，或者前牙缺牙区存在上下颌牙接触过紧等咬合关系异常的情况时，则在种植术前或修复前需要接受正畸治疗，以改善局部牙齿的排列和咬合关系（图 4-5）。

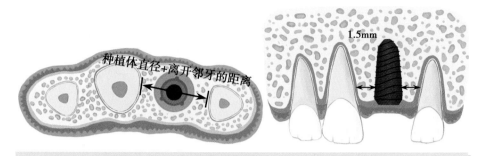

图4-4　缺失牙两侧相邻牙要保证足够的间隙

当局部牙齿正畸治疗不足以帮助解决种植术前和修复前牙齿排列和咬合方面的问题，或者患者有改善牙颌面美观和功能的更高要求和愿望时，需要采取将治疗扩大到整个牙列范围的综合性正畸手段。通过戴用全口矫治器，调整缺牙间隙，排齐牙齿，改善不良咬合关系的同时也有助于改善患者面下 1/3 的形态美观。

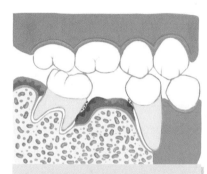

图4-5　倾斜的邻牙需要正畸，以维持足够的修复空间

2. 正畸治疗需要多长时间？

具体的治疗时间因人而异，一般来说局部的辅助性正畸治疗时间约为 6 个月到 1 年，综合性正畸治疗的时间较长，一般为 2~3 年。

3. 为什么要磨改健康的牙齿？

对于许多患者而言，正畸治疗的时间成本及经济成本较高，若患者仍坚持选择种植治疗（牙根不影响种植体植入的前提下），在缺牙区相邻牙冠倾斜不太严重时，为了保证种植牙冠修复材料一定的厚度，能顺利戴入以及咬合关系的长期稳定,医生会在征求患者意见后,对其个别天然牙进行调磨外形,以保证牙冠良好的邻面及咬合接触关系(图 4-6)。

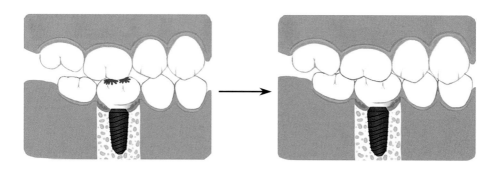

图 4-6　经过调磨种植牙及对颌天然牙,实现上下牙列咬合时的均匀接触

4. 调磨牙齿对天然牙有影响吗?

部分患者经过调磨后的天然牙可能出现牙本质敏感的症状,即刷牙等机械刺激、饮凉水等温度刺激后牙齿出现一过性敏感不适。这种不适感一般可随牙齿内部自身修复作用慢慢缓解直至消失,极少患者可能出现持续性敏感疼痛,需要对该牙进行牙冠修复或牙髓治疗。

5. 难以接受磨牙,有其他方法吗?

若患者不接受正畸治疗,也无法接受调磨天然牙的处理,只能考虑放弃种植治疗方案,选择其他修复方式。

6. 为什么"种"牙还要拔牙?

对于种植科医生来说,患者口内的不能使用的残根、治疗预后差的牙周炎晚期患牙或其他无治疗价值的患牙(图4-7),对于相邻种植体而言犹如一个不定时炸弹,可能随时带来不良影响,导致种植牙感染、松动,应及时治疗或拔除。

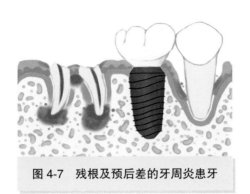

图4-7 残根及预后差的牙周炎患牙

四、种植牙的美学问题

1. 为什么露龈笑的患者美学风险高?

露龈笑是指微笑时除牙冠暴露外,牙龈有较大范围的暴露。由于颜面中部和下部骨骼、肌肉形态发育的影响,每个人微笑时的开口形态都会有所不同,上下颌牙齿和牙龈的暴露程度会因人而异。有些人可能在微笑时只露出几颗下颌的前牙,而有些人则上下颌牙都显露得比较明显,甚至显露出较大面积的牙龈(露龈笑)。微笑时上唇下缘的曲线,也称唇线,是评价微笑美学的一项重要指标。根据微笑时的情况,将唇线分为低位、中位和高位三种。

(1) 低位唇线:低位唇线的患者微笑时显露出上颌前牙切端1/2,有较好的美学效果,临床上一般将其归为美学风险较低的人群。

(2) 中位唇线:中位唇线患者主要显露上颌前牙的大部分,有时还显露很少的牙龈,这类患者的美学风险较低位唇线者大。

（3）高位唇线：高位唇线表现为露龈笑，即微笑时上颌前牙和大部分牙龈暴露，美学风险显著增加。

综上所述，对于露龈笑的患者，如果预期难以做到对称和轮廓协调时就要十分谨慎。种植治疗前应对可能出现的风险进行更为详细的评估，在制订治疗计划时须综合考虑。

2. 种植牙修复治疗可以关闭牙缝吗？

牙齿之间排列整齐、紧密是美观的重要保证，也是维持牙周健康的条件之一。牙齿之间（靠近牙龈）出现缝隙除影响美观外（牙齿之间形成"黑三角"），还可导致食物嵌塞，其常见原因有牙周病、牙缺失、咬合创伤等。牙缺失采用种植治疗对于"黑三角"的关闭十分困难，一般可通过软组织成形等方法得到一定改善。

3. "地包天""龅牙"患者种植牙后可以改善面容吗？

"地包天""龅牙"是前牙牙颌畸形的俗称，"天"指上颌牙，"地"指下颌牙。正常情况下，上颌牙应该在下颌牙稍稍靠前（或者外）一点点的位置。如果下颌牙在上颌牙的外侧，则称为"地包天"；反之，上颌牙在下颌牙的外侧，上颌前牙前突，则称为"龅牙"。

造成"龅牙"和"地包天"牙齿排列异常的原因可能有很多种，包括先天遗传因素及后天因素影响。既然如此，是否可以通过种植的方式来改变牙齿的位置和方向，以达到改善面容的目的呢？这个问题的答案因人而异。

首先，虽然种植时牙根的植入方向可以由医生来控制，但仍需要综合考虑种植牙与相邻牙的排列等多种因素来确定一个合适的三维位置。而且，一旦骨量不足，则需要复杂的植骨程序才能为牙根的植入创造条件，那么不仅种植牙手术难度会加大，并且治疗周期会延长，费用也会相应增加。

　　其次，"地包天"和"龅牙"只是一种通俗笼统的说法，具体到每个人时，情况会复杂得多。有些患者可能是由于某些不良习惯导致牙排列位置异常，而有些患者可能是由于先天发育异常导致的骨性畸形，表现为面容的改变。这些都需要医生进行临床和影像学详细的检查，以及患者与医生的深入沟通，通过综合评估制订相应的治疗方案。

4. 拔牙后有人说脸型都变了，种植牙后可以恢复吗？

　　种植牙可以在一定程度上改善因缺牙导致的面部外形改变。例如，因长期缺牙引起单侧咀嚼造成的面部肌肉萎缩、脸型不对称，通过结构和功能的恢复，可逐渐改善塌陷的面形。

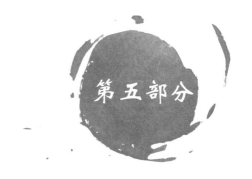

第五部分

种植牙手术相关问题

一、全麻种植牙手术的相关问题

1. 哪些种植牙手术需要住院全麻？

随着现代药物和技术的发展进步,全麻的实施越来越安全,麻醉科医生会对患者进行全面而细致的管控。目前没有证据表明,麻醉药物对于健康患者的神经功能和记忆功能存在长期影响。在合理应用的情况下,全麻对于身体非但没有严重危害,还是一种积极的治疗和支持,可以消除患者对手术的恐惧和不良体验,并且提供良好的手术条件。

普通的全口种植牙手术可以在局麻条件下完成,但是穿颧种植体的植入常需要在全麻条件下进行。现在也存在简化的颧种植体手术麻醉方式:静脉注射或口服镇静、止痛药物加局部浸润麻醉。涉及腓骨、肋骨、髂骨等移植的种植治疗需要在全麻下进行。

2. 全麻种植牙手术前饮食有什么注意事项?

局麻手术的饮食没有特别要求,而全麻手术需要在术前至少 8 小时,最好 12 小时禁食,术前 4~6 小时禁水,以保证胃部的排空,防止在麻醉或手术过程中出现呕吐反应而引起窒息或吸入性肺炎。

3. 全麻种植牙手术后的注意事项有哪些?

术后需要口服抗生素 7 天,期间不可以吸烟喝酒。术后少数患者会出现面部肿胀和淤青。术后当日戴牙为固定义齿,术后 1 周要进软食,经过 1 周复诊精细调整咬合后,才可以咀嚼普通食物,但是建议避开有骨头的肉食和有壳的食物。戴牙后 1 个月复查,进一步确认咬合,术后 2 个月再复查。

二、种植牙手术的常见问题

1. 种植体是怎么植入的?

种植体植入的过程较为简单,首先是切开种植区域的黏膜并翻瓣暴露骨面,然后使用钻针定点,再用不同的钻针逐级扩大骨孔,钻磨过程中需要用生理盐水不断冲洗降温,最后将种植体旋入种植窝内的指定位置,种植体就植入到缺牙的位点了。

在制备骨孔的过程中,要随时注意骨孔的位置和轴向。现在由于数字化技术的进步也可以选择备孔前在种植区域戴上定位导板(手术前预先设计制作完成),然后沿着导板上的预留孔位进行备孔,可以显著提高精确度。

2. 种植牙手术有风险吗？

种植牙手术也有一定的风险，包括术中及术后出血、感染、神经损伤、上颌窦炎、牙槽骨骨折等。但相比其他住院手术，种植牙手术的风险要小很多，在术前医生都会有所交代。对于特殊种植牙手术，如颧种植牙手术，风险比常规种植大。

3. 种植牙手术会损伤神经吗？

神经损伤常见于下颌后牙区种植，这是由于下牙槽神经在下颌骨内穿过。当下牙槽神经垂直高度不足或种植体备洞过深、植入的种植体过长，都有可能发生神经的损伤。如果发生下牙槽神经的损伤，会造成下唇感觉异常，可能经久不能恢复。不过，现代影像学诊断和数字化技术可以辅助种植治疗的术前准确诊断、术中精确定位，下牙槽神经损伤的情况很少发生。

4. 种植牙手术需要做多久？

根据患者的情况以及术式的不同，种植牙手术时间也会有差别。一般来说，简单种植牙手术只需 15~30 分钟，复杂种植牙手术会因条件不同差异较大。

三、种植牙手术后的常见问题

1. 种植牙手术后应注意什么？

术后 2 小时即可适量喝水并进食，手术当天只能吃软食，食物不要过热，以温冷为宜,可用另一侧牙齿咀嚼。术后前 2 周不要吃刺激性食物。

术后要少说话,并防止口周肌肉大幅度运动,不要经常自己查看伤口。洗脸动作应轻柔,避免挤压。尽量避免用舌头触舔种植体或愈合帽,避免一切引起嘴唇运动的动作。一般术后 72 小时唾液中可能含有血丝,如有血凝块,则需联系医生复查。

术后 24 小时内勿刷牙,进食后患处用漱口水清洁,含于口中 30~40 秒(切勿鼓漱),24 小时后可刷非手术区(拆线前勿使用牙膏)及漱口,注意避免刺激伤口影响愈合。骨增量手术的患者至少使用漱口水 4 周,并建议长期使用漱口水。

2. 种植牙手术后可以饮酒吗?

种植牙手术后严禁饮酒,因为酒精会扩张血管,更容易导致术后创口渗血甚至出血。饮酒还可能影响创口愈合,甚至影响种植体与骨的结合。由于术后需要服用抗生素,而酒精会影响某些抗生素的代谢,从而引起生命危险,因此术后禁止饮酒。

3. 种植牙手术后可以吸烟吗?

种植牙手术后严禁吸烟。灼热的烟气经过口腔,会刺激创口,引起局部炎症,并且会影响创口的愈合。此外,吸烟时口腔内呈负压,就像使用吸管一样,容易导致创口破裂、出血。术后长期吸烟还会导致种植体周围炎等疾病,影响种植体的使用寿命。

4. 种植牙手术后可以剧烈运动吗?

种植牙手术后短期内应尽量避免剧烈运动,因为剧烈运动会导致血压升高,未愈合的伤口容易再次出血。

5. 种植牙手术后可以坐飞机吗?

复杂种植牙术后应尽量避免坐飞机。坐飞机时由于气压的改变,可能导致手术创口出血、崩裂,严重时影响种植体的愈合,从而导致种植失败。并且,在飞机上发生出血后难以处理。如果患者在术后有行程安排,建议更改行程或和医生商量更改手术时间。

6. 种植牙手术后可否立即戴原来的假牙?

种植牙手术后不可以立即戴上原来的假牙。主要是由于植入种植体后局部的牙槽嵴形态发生改变,原来的假牙已经不合适。还有部分患者可能在种植牙手术时同期做了软硬组织增量,术后如果戴上假牙,咀嚼时会对术区造成压力,也会失去重塑的牙槽嵴形态。

7. 种植体植入后能取出吗?

种植体植入后可以取出。临床中也会遇到需要取出种植体的情况,比如术后发现伤及重要结构(神经等),发生严重的种植体周围炎,或者出现一些其他严重的并发症时,可能需要通过手术取出种植体,待处理完这些情况后再评估并择期进行种植体的植入。

8. 种植体植入后的等待期间如果愈合帽掉了怎么办?

一些患者在种植牙手术完成后,口内会有一个类似螺丝帽的金属物件,即愈合帽。在等待修复的期间如果愈合帽发生脱落,不必惊慌,可自己轻轻旋上,同时一定要及时联系种植科医生,尽快到医院复诊,旋紧愈合帽。牙龈生长非常迅速,愈合帽掉落后,如不及时旋上,周围的牙龈失去制约后会向中间长拢,此时再旋上愈合帽会有些疼痛,并且可能需要再次切开牙龈。

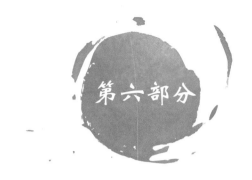

第六部分

种植牙修复阶段相关问题

一、过渡义齿的问题

1. 过渡义齿是怎么回事?

在拔牙后至种植体植入前,或者在种植体植入后,戴入最终种植牙之前,过渡义齿常作为临时治疗方案来维持患者的外观和咬合稳定,由于是临时性的,所以被称为过渡义齿。过渡义齿包括由种植体支持的固定修复体(患者无需取戴,常称为即刻修复),或者由口内余留牙、牙槽嵴和黏膜支持固位的可摘局部义齿。

(1)塑形牙龈:种植牙手术后种植体周围软组织形态的恢复依赖牙冠的外形,如果没有过渡义齿作为支撑就无法形成正常形态的龈缘和龈乳头。

(2)检验修复效果:过渡义齿能够提供美学、形态、位置等信息,帮助确定最终种植牙的形态和位置。

(3)重建咬合关系:对于需要重建咬合的患者,可能会有关节、肌肉、软组织的变化,过渡义齿可以反复进行调整,使患者适应其所建立的咬合关系。

(4) 作为正畸支抗:在种植修复前需要正畸调整牙齿排列和咬合关系的患者,可以将种植体作为支抗,借助正畸力移动牙齿。

2. 植入种植体后可以即刻修复吗?

种植技术发展的早期,植入种植体后需要经过数月的组织愈合期,等待骨组织和牙根形成稳定的骨结合,之后再行上部的修复。但这几个月的等待期会给患者带来很大的不便,影响患者的咀嚼功能和美观。在这个时期,医生会采取各种临时性措施在短期内甚至种植术后即刻进行修复,恢复缺牙的功能和美观,称为即刻修复。然而,当天即利用种植体修复缺失牙,并不意味着当天种植体就已长稳了。对于前牙种植的患者,追求速度的同时更主要的是追求美观,是希望在愈合期间可以尽量减少对于外观的影响。在功能方面,尽早恢复牙的确可以恢复一定的咀嚼功能,但并不完全,如果在术后初期就过于用力地咀嚼食物,还会对种植体的愈合产生不利影响。另外,每个人的情况可能有所不同,需要医生结合详细的评估和计划,以及术中的具体情况,进行合理的安排。如果患者对于美观要求较高,也应与医生进行及时沟通,明确治疗方案。并非所有病例在植入种植体后可以即刻修复。

3. 为什么有些患者在种植修复过程中需要戴临时牙?

在大多数美学相关的区域,医生要求患者戴临时牙的目的通常是为了塑形软组织形态。

正常情况下,牙龈包绕牙冠,在两牙之间有牙龈充填其中,并凸向咬合面方向。因此,每个牙齿局部的牙龈都呈现曲线轮廓。当牙龈退缩后,充填牙齿之间的间隙空虚便会出现缝隙,即"黑三角",明显影响美观,尤其是前牙区。另外,咀嚼过程中食物也容易进入"黑三角"导致食物嵌塞,如不及时清理会进一步刺激牙龈引起炎症。当牙齿长期缺失后,牙龈失去牙面的支撑和来自牙周膜的血供而发生萎缩,失去其原有的曲线轮廓而变得平坦。此时如果直接制作最终修复体,在种植牙与天然牙之间可能会出现"黑三角"。如果是桥修复体,桥体下的牙龈显得平坦,没有天然牙的曲线形态,影响美观。为了避免此现象,医生通过制作临时牙并多次调改临时牙,引导牙龈生长,使其逐渐恢复原有的自然外观,同时也避免了食物嵌塞的问题。

4. 半口缺牙或全口缺牙患者何时需要重新做全口义齿?

一般都是术前做全口义齿。术前可以根据模型和咬合记录制作蜡型,并调整修复设计至患者满意,然后制作义齿和相应的放射导板或手术导板,以利于手术中准确执行术前的方案设计。同时,义齿可以用于种植牙术后的即刻修复。

5. 全口种植如果采用即刻修复,其操作的基本流程是什么?

全口种植牙手术和过渡义齿的安装有不同的整体流程,通常的情况是当日上午完成手术部分,术后配合医生取工作模型及咬合记录,等待 4~5 小时后戴过渡义齿。

6. 何时戴用永久的全口固定义齿? 其与临时牙有什么区别?

通常下颌过渡义齿经过 2~3 个月,上颌过渡义齿经过 4~6 个月的使用之后,医生和患者对过渡义齿的使用状态有全面了解,通过继承过渡义齿的信息,可以将过渡义齿的状态完全转移到最终修复体的制作当中。同时,根据患者自身的要求以及口内组织的协调关系,调整、改善最终修复体。永久义齿和临时牙的材料、强度等方面有明显不同。目前主流的永久义齿的制作方式包括 CAD/CAM 纯钛支架＋人工牙排列、CAD/CAM 纯钛支架＋烤塑、CAD/CAM 氧化锆支架＋氧化锆饰瓷等。

二、种植修复取模的问题

1. 种植修复是什么意思？

种植修复指在种植体与牙槽骨形成良好的骨结合后，在种植体上制作假牙，最终完成缺失牙齿的修复，如同打好地基之后，在地面上盖房子一样。这也是种植牙患者最期盼的一个阶段。

2. 种植修复过程包括哪些步骤？

种植修复的过程主要包括取模、比色、选择种植修复配件、制作假牙以及戴牙。其中，在临床上需要患者在椅旁操作的只有取模、比色和戴牙三个步骤。

3. 种植修复取模是指什么？

种植修复取模是指将患者口内种植体的位置转移到印模材料内再灌制成石膏模型，从而复制出患者口腔内种植体与毗邻软硬组织的位置关系，为口外制作假牙提供实物模型。随着现代科技的发展，目前已有不少国外公司推出口内扫描仪，通过光学扫描枪采集患者口内的软硬组织形态以及种植体位置信息的数据，重建三维图像，再利用计算机辅助设计及制作技术制作假牙。口内扫描仪价格昂贵，因此尚未广泛普及。大部分地区和医院仍多采用常规种植修复取模的方法。

4. 常规种植取模时要注意什么问题？

因为常规种植取模通常使用聚醚或硅橡胶材料,这种材料硬固后质地较坚硬。如果患者戴有正畸托槽或存在牙龈退缩,可能会出现取模时带有印模材料的托盘不能顺利从口内脱位取出,引起患者紧张痛苦等不良就诊体验。因此,医生会在取模前,使用黏蜡、琼脂或棉花等填塞相应区域,方便印模材料取出。

在印模材料放入口内后,如果觉得恶心不适可以尝试用鼻吸气、口呼气的呼吸方式。对于吞咽反射特别明显的患者,可以提前告知医生,让其在取模前调整椅位,采取坐位。另外,材料刚放入口内时流动性会比较大,但不会流入咽喉,不必过于担心和恐惧。开始取模后可能感觉有些不适,应尽量配合医生,保持不动,否则可能导致取模不够准确,需要重新取模。另外,一些患者口内植入多颗种植体进行常规取模,需要在口内使用多颗开口式印模柱时,医生需要逐一安装并连接在一起,待印模材料固化后再逐一旋松后取下,整个操作过程耗时较久,患者需要张口较长时间,只有积极主动配合医生才能顺利完成操作。

一些常见的需要重新取印模的情况包括：①取模操作时间过长导致印模材料硬固分层；②印模材料尚未完全凝固前,没有完全稳定托盘出现明显移位导致印模变形,需要重新取模。

5. 取模后有什么注意事项？

取模前,医生需要旋下种植体上方的愈合基台,插入印模柱。取模后,取下印模柱,再将愈合基台旋回种植体上方。如果在取模后出现愈合基台松动,患者应及时联系医生重新将愈合基台上紧,防止其脱落后误吞。

6. 为什么有时取模后,需再次取咬合记录?

咬合记录即采用硅橡胶材料记录口内牙尖交错的关系或上下颌位置的三维空间关系,从而使患者口中的牙列情况能精确地转移到𬌗架上。咬合记录可以为余留牙提供稳定的咬合定位,这是技师制作高精确固定修复体的根本和关键。修复体的精确度提高可以减少椅旁操作的时间。因此,后牙游离端缺失常需要硅橡胶进行咬合记录。

常规的咬合记录的流程为:种植体取模后,医生将更换高愈合帽或印模柱,将咬合记录材料放置于缺牙区,嘱患者上下颌牙咬紧,待材料凝固后取出。用刀片去除多余的材料后,医生会再次将咬合记录戴入患者口内,观察其复位情况,若就位良好,则说明咬合记录稳定(图6-1)。最后,医生将咬合记录及种植体印模一同送往技工室进行最终修复体的制作。在咬合关系不稳定的情况下,医生将预先让患者多次上下咬合,训练正常的牙尖交错位后再进行记录。

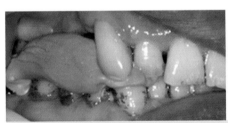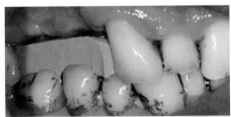

图6-1 口内制作咬合记录(左)与咬合记录修整后(右)

7. 为什么多颗(全口)种植修复的取模需要多次就诊才能戴上最终修复体?

修复体与种植体或基台之间的适合性(被动就位)非常重要,而高精确性的印模是其中最重要的环节。当口内植入多颗种植体时,由于上部修复结构较为复杂,对被动就位要求更高,常规制取印模的方法精确性不够,翻制出的石膏模型难以再现几颗种植体在口腔内的相对位置关系。因此,需要采用多次印模、多次校正的方法保证多颗种植体的位置准确性,达到良好的临床效果。

三、种植牙修复戴牙的问题

1. 刚戴上牙冠的时候,为什么会觉得不适应或有挤胀感?

这是因为原本缺牙的位置忽然间多了一颗牙齿,会觉得不适应。同时,为了防止食物嵌塞,牙冠制作会保持与邻牙触点的紧密,所以可能会在戴牙冠的前一两天感觉有点挤,之后这种感觉会因为邻牙的天然移动得到缓解。另外,此时的牙龈形状并未与牙冠的边缘形态形成最大程度的贴合,因此有可能出现胀痛的感觉。

2. 为什么在试戴牙冠时医生要用牙线来检查?

试戴牙冠时,患者有可能会觉得种植牙挤到邻牙或者戴上之后仍与邻牙之间有小的缝隙,而此时医生使用牙线就可以检查种植牙牙冠的邻面是否已经合适。将牙线反复通过种植牙牙冠与邻牙之间的缝隙,如果牙线不能通过说明邻接点有些挤,此时需要对种植牙牙冠的邻面进行调磨,直到牙线可以有阻力地通过即为合适。

3. 为什么在戴牙过程中需要反复咬上下颌牙齿间的有色纸条？

在调整完牙冠邻面以后，医生会通过一些手段来确认牙冠的位置已经到位，比如通过局部拍 X 线片等。接下来，会进一步询问患者上下颌牙齿咬住的时候是否舒适，如果此时患者觉得刚刚戴入的牙冠咬起来不适，医生就会利用辅助工具（比如带有颜色的咬合纸）来检查咬合不适的原因，进而对牙冠的咬合面进行调改，直至调整到合适的咬合状态。

4. 为什么在戴牙时需要拍 X 线片？

拍 X 线片的目的是检查种植牙牙冠是否完全就位。牙冠的完全就位是指牙冠的边缘到达所设计的边缘位置，与基台边缘密合无缝隙。如果牙冠未完全就位，牙冠的边缘处就会形成缝隙，唾液会慢慢进入此缝隙，使粘接剂发生缓慢溶解，最终可能会导致牙冠脱落。另外，细菌也可能进入此缝隙并聚集，持续产生有毒物质刺激牙龈，导致软组织炎症。

为了避免这些现象，需要确认牙冠是否完全就位。通常情况下，牙冠边缘都位于龈缘以下，肉眼不能直观检查牙冠边缘是否到位，且依靠器械的探查也与医生的经验高度相关。因此，最为合适的方法便是通过 X 线片简单明了地观察牙冠是否到位。

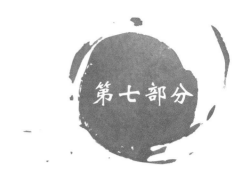

第七部分

种植牙使用和维护相关问题

一、种植牙的正确使用方法

1. 应该如何使用种植牙？

在种植牙的使用过程中，应该避免咀嚼过硬过韧或者黏性过大的食物。

虽然种植体能够承受正常咀嚼力，但是也不宜咀嚼过硬的东西。这是由于人工牙根周围没有牙周膜等组织的缓冲作用，较大的咬合力容易对其造成损伤。同时，由于其缺乏保护性的压力感受器，因此在受到较大创伤性的咬合时无法明显感受到，一旦发现问题可能已经晚了。因此，应尽量少食鸡爪、排骨等较硬食物，避免暴力导致修复体甚至是种植体的折断。同时，也应减少黏性食物，如糯米、糍粑等的食用，因为这些黏性食物往往糖分较高，且容易滞留于牙面和牙缝处滋生细菌，影响种植牙的健康。另外，黏性食物的咀嚼对种植牙冠的粘接效果也会有一定程度的影响，可能会造成修复体脱落。

2. 口腔卫生对种植牙重要吗？

口腔卫生对于种植牙的长期存留和使用至关重要。种植体和天然牙的生物学差别使得种植体需要更高的口腔卫生条件。口腔内残留的食物残渣和软垢如果不及时清除，会成为细菌繁殖的温床，大量繁殖的细菌形成的菌斑会引发种植体周围的炎症和骨质的吸收，严重时会导致种植失败。另外，吸烟一直被认为是影响种植体长期预后的危险因素之一。临床研究认为吸烟可能影响血管和白细胞的正常功能，抑制细胞中蛋白的合成和成纤维细胞的附着能力，延缓创口愈合。吸烟者进行种植治疗发生种植体周围炎等并发症的危险性增大，而戒烟后并发症发生的概率明显下降。因此，建议吸烟患者尽量戒烟或减少吸烟数量，可改善口腔内的环境和种植体的预后，也有利于自身的全身健康。

3. 做了种植牙后需要定期到医院复查吗？

种植治疗完成后，在后续使用过程中，有可能因为咬合、局部口腔环境、炎症、修复体设计等多种原因导致种植牙出现问题，甚至失败。因此，定期复查，在医生的帮助下及时发现和解决问题，对于提高种植牙的寿命是十分必要的。

种植治疗失败主要由细菌感染、咬合负载过大或者是修复体设计不良导致，因此应当在口腔科医生指导下，及时发现问题，预防和控制种植体周围的细菌感染。患者的治疗史、整体健康状况的改变都可能影响种植治疗，比如糖尿病史和血液系统疾病史等会增加患者出现种植体周围炎的风险，导致种植治疗失败。所以，应当定期进行复查，评估种植体的状况，如清洁状况，咬合状况，是否有溢脓、出血、疼痛和松动，并拍摄 X 线片对种植体周围骨情况进行评估。建议修复后 1 个月、3 个月、6 个月和 1 年进行复诊，以后视情况决定是3 个月、6 个月或者 1 年复诊一次。

相比于天然牙，种植牙需要更细心的保养，这不仅需要患者保持良好的个人卫生习惯如刷牙、漱口和使用牙线、牙间隙刷等清洁器械,还包括了定期请专业医生用特殊器械对种植体周围进行专业清洁。

二、清洁种植牙

1. 平时在家该如何清洁种植牙?

完成种植治疗之后,需要每天清洁天然牙和种植牙,保持良好的口腔卫生。刷牙是最简单、行之有效的方法。除此之外,还可以使用牙线、牙间隙刷、电动冲牙器、牙龈按摩器和漱口水等,保证牙齿、龈缘及牙齿邻面(通常为牙龈软组织覆盖)的清洁,维护口腔卫生。

(1)刷牙表面:刷牙是控制菌斑最基本的方法,刷牙的目的在于清除牙面和牙间隙的菌斑、软垢与食物残屑,减少口腔细菌和其他有害物质,防止牙石形成,对预防龋坏、牙龈发炎等有重要作用。但是,如果刷牙方法不当,会引起不良后果,例如牙龈萎缩和牙齿颈部缺损等,进而导致牙齿敏感和食物嵌塞。因此,掌握正确的刷牙方法并坚持仔细刷牙非常重要(图7-1)。

1)牙刷的选择:建议选择刷头小,刷毛硬度为中度或软毛,刷柄容易握持的牙刷。如果患者有牙周病,刷毛要选择长一些的。

2)牙刷的角度:将刷头放牙颈部,刷毛指向牙根方向(上颌牙向上,下颌牙向下),与牙长轴大约呈45°角,轻微加压,使刷毛部分进入龈沟内,部分置于牙龈上。

3)刷牙顺序及方法:建议刷牙按照一定的顺序进行(图7-2),保证每个牙面都刷到。从后牙颊侧以2~3颗牙为一组开始刷牙,用短距离水平颤动的动作在同一部位数次往返,然后将牙刷向牙冠方向转动,拂刷颊面。刷完第一个部位后,将牙刷移至下一组2~3颗牙的位置,要保证与前一个部位有重叠的

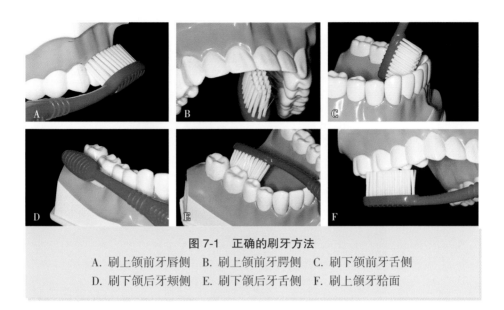

图 7-1　正确的刷牙方法

A. 刷上颌前牙唇侧　B. 刷上颌前牙腭侧　C. 刷下颌前牙舌侧
D. 刷下颌后牙颊侧　E. 刷下颌后牙舌侧　F. 刷上颌牙𬌗面

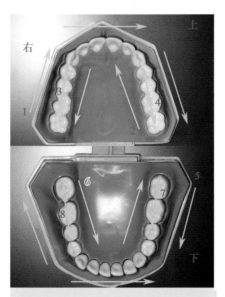

图 7-2　按一定的顺序刷牙(可根据个人习惯确定)，保证每个牙面都刷到

区域，按顺序刷完上下颌牙齿的唇(颊)面。用同样的方法刷后牙的舌(腭)面。在刷上颌前牙腭面时，将刷头竖放在牙面上，使前部刷毛接触龈缘，自上而下拂刷。刷下颌前牙舌面时，自下而上拂刷。刷咬合面时，刷毛朝向咬合面，稍用力前后来回刷。

4）刷牙的注意事项：①每次刷 2~3 颗牙，每个部位刷 5~10 次，然后再移至下一个部位，两个刷牙部位之间要有重叠；②刷牙时有些部位常常容易被忽略，如最后一颗后牙的远中面、缺牙的邻面、下颌前牙的舌面等；③每天至少刷 2 次牙，睡觉前刷牙更重要，每次至少刷 2 分钟；④刷完牙后要用清水清洗牙刷，甩干水分，刷毛朝上放置，减少细菌滋生。

（2）邻面清洁：刷牙可以去除大部分菌斑，但是因为刷毛不容易进入牙齿邻面，因此清洁效果有限。有研究表明，单纯通过刷牙清洁的菌斑大概在 50% 左右，邻面菌斑不容易清洁干净。如果搭配使用专门的邻面清洁工具，可以去除更多的菌斑。邻面清洁工具包括牙线、牙间隙刷、冲牙器、橡胶按摩器等，搭配使用，效果更佳。但是，邻面清洁工具只能作为辅助清洁，不能代替刷牙。

1）牙线：牙线（图 7-3）能很好地去除牙齿邻面的菌斑，预防邻面龋和牙周病。同时，也可以协助去除嵌塞的食物，防止牙龈发炎，因此学会使用牙线非常重要。

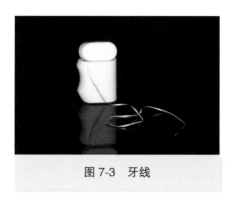

图 7-3　牙线

牙线的使用方法（图 7-4）：取一段长约 25cm 的牙线，将线的两端打结形成一个线圈。或取一段约 35cm 长的牙线，将线的两端各绕在左右手的中指上，两指间牙线长度为 1~1.5cm。在清洁右上颌后牙时，用右手拇指及左手示指掌面绷紧牙线，将牙线通过接触点，拇指在牙的颊侧协助推开面颊。在清洁左上颌后牙时转为左手拇指及右手示指执线。清洁所有下颌牙时可选用两手示指执线的方式。

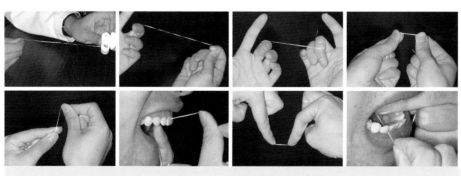

图 7-4　牙线的使用方法

牙线通过接触点,手指轻轻加力,使牙线到达接触点以下的牙面并进入牙龈下清洁龈沟区,将牙线贴紧牙颈部并包绕牙面使牙线与牙面接触面积较大,然后上下刮动,刮除邻面菌斑及软垢。每一个牙面要上下剔刮4~6次,直至牙面清洁为止。注意不要用力过大以免损伤牙周组织。如果接触点较紧,可将牙线以水平向拉锯式动作逐渐通过接触点。再以同样的方法清洁另一个牙面。将牙线从殆面方向取出,再次依上法进入相邻牙间隙逐个将全口牙齿的邻面菌斑彻底刮除。注意勿遗漏最后一个牙的远中面,且每处理完一个区段的牙后,以清水漱口,漱去被刮下的食物残渣和软垢。如果手指执线不便,可用持线柄固定牙线后再清洁邻面。

2) 牙间隙刷:牙间隙刷为单束毛刷,有多种不同的型号(图7-5),适用于牙龈退缩的邻间隙,将刷头沿水平向插入牙缝,唇(颊)舌(腭)向运动,能有效清洁邻面,尤其是邻面有凹陷的情况,使用起来比牙线方便(图7-6)。

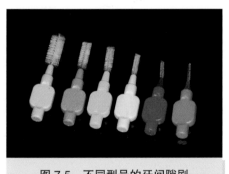

图 7-5　不同型号的牙间隙刷

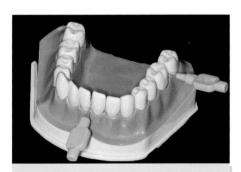

图 7-6　牙间隙刷的使用方法

3) 冲牙器:冲牙器可以帮助去除牙齿邻间隙的食物残渣和软垢,同时还可通过高压水流进入龈下,帮助阻断龈下细菌的定植和菌斑的形成。进食后只要冲洗1~3分钟,就可以把牙缝里的食物残渣、碎屑清洁干净。冲牙器的高压脉冲水流产生的冲击是一种柔性的刺激,这样的水流可能还有按摩牙龈的作用。

4) 牙签:牙签若使用不当,容易损伤牙龈。一般在龈乳头退缩、牙间隙增大的情况下,可以用牙签来清洁牙与牙之间的缝隙。应选用硬质木制或塑料的光滑无毛刺的牙签。清洁时牙签的尖端应朝牙冠方向,避免损伤牙龈。无龈乳头退缩的人不适宜使用牙签。

5) 牙龈按摩器:牙龈按摩器由锥体橡胶及金属或塑料柄构成,将锥体形橡胶装在牙刷柄的末端使用更加方便。牙龈按摩器的主要作用是按摩牙龈,促进血液循环和上皮组织的角化程度。同时,橡胶的机械作用可去除邻面及牙颈部的菌斑,以维护牙周组织的健康。使用时将橡胶末端置于牙缝按摩牙龈组织,并去除龈沟及邻面菌斑。

菌斑在口腔内不断形成,即使牙齿清洁得非常干净,但是几小时后,新的菌斑又马上形成了。因此,要养成早晚刷牙、清洁邻面的好习惯,晚上睡前清洁尤其重要。

清水漱口不能清除菌斑,但是有些添加了化学物质的漱口水有抗菌作用。使用 0.1%~0.2% 的氯己定液含漱,每天 2 次,每次 10mL,每次 1 分钟,菌斑可减少 45%~61%,牙龈炎患病率可减少 27%~67%。此外,也可以用牙刷、牙线等配合氯己定局部使用,以减轻长期使用氯己定造成染色的副作用。

2. 需要到医院接受专业口腔清洁吗?

每个人的口腔清洁能力不同以及某些特殊位置不易清洁干净,因此除了采取个人的口腔清洁措施外,还需要到医院或口腔诊所接受定期的专业口腔清洁,由专业人员用机械方法去除菌斑、软垢、牙石等局部刺激因子,恢复种植体周围组织的健康。

机械工具广泛用于种植体的清洁,包括橡皮抛光杯、抛光刷(图 7-7)、手用刮治器械、超声波洁牙机、气压喷砂等。使用超声波洁牙机能有效清除菌斑和牙石,不同工作尖(塑料、碳、铜合金、不锈钢)(图 7-8)的清洁效果没有显著差异,但是对种植体表面的破坏程度存在差异。碳和塑料材质的工

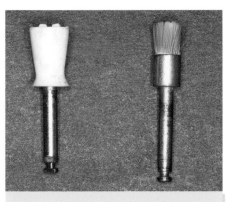

图 7-7　橡皮抛光杯(左)和抛光刷(右)

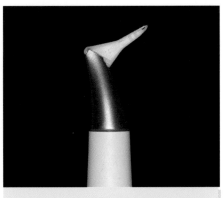

图 7-8　用于种植体清洁的工作尖

作尖比较适合种植牙周围的清洁,而传统金属工作尖会使种植体表面变粗糙,从而使后期清洁更困难。因此,用超声波清洁种植体时要避免使用不锈钢工作尖。

气压喷砂能够有效清除机械光滑表面,酸蚀喷砂(SLA)、钛浆喷涂(TPS)表面的种植体。虽然邻近组织中残留的喷砂粉不会导致严重后果,但是喷砂有引起组织气肿的危险,因此临床应用受到一定的限制。

3. 种植牙与天然牙在维护方面有哪些差别?

种植牙相比天然牙需要更加细致的保养,除了保持良好的个人维护习惯,包括漱口、刷牙、使用牙间隙刷和牙线等器具清洁之外,还需要定期进行专业的洁刮治。但是,种植体周围的黏膜附着相比天然牙周组织更为脆弱,且种植体表面一般都需要特殊的处理,因此不能采用常规的牙周洁刮治器械,需要使用专用的木质、塑料或者碳纤维等材料制作的洁刮治器械、超声波洁治器械和气压喷磨洁牙系统对种植体或基台周围的牙石进行清洁。

三、种植牙使用过程中
会遇到的异常情况

1. 种植牙使用过程中会遇到哪些问题?

　　种植牙使用过程中可能会遇到的问题主要包括两种:一种是种植牙周围的牙龈可能出现不适,包括牙龈出血、牙龈红肿、牙龈上出现"白点"等,将其简单称为炎症相关的问题;另一种与种植牙本身的部件相关,包括埋在骨内的种植体、口腔里面看得到的牙冠、连接种植体和牙冠的中间部件,这三个部件出现问题,就是种植牙组件相关的问题。

2. 种植牙周围会发炎吗?

　　如果清洁不当,种植牙会发炎。种植牙发炎是导致种植牙失败最常见的原因。炎症相关的问题发生在种植牙周围的牙龈,引起刷牙出血、牙龈红肿等一系列表现。这些表现跟天然牙发炎时的表现相近,主要是因为口腔清洁不到位,导致细菌在种植牙周围生长,引起了牙龈的感染和炎症。也有少部分患者是由于对金属过敏,所以出现了种植体周围软组织的炎症。

3. 种植牙周围发炎有哪些表现? 应当如何处理?

　　炎症相关的问题出现时常有种植牙周围牙龈红肿出血、牙龈上有"白点"、流脓、种植牙区域疼痛等表现,这些表现可以同时出现或者仅有其中之一,有些患者甚至没有不适。某些患者的炎症只发生在牙龈上,而有些患者的炎症不仅涉及软组织,还可导致种植体周围骨组织出现吸收。所以,当出现上述软组织表现时,应及时去医院进行检查和处理。如果骨组织发生感染时,拍摄牙片就有特殊的表现(图7-9),医生会根据检查的具体情况进行相应的处理。

(1)种植牙周围牙龈肿胀、出血:当使用过程中出现种植牙周围牙龈红肿、刷牙后或自发性牙龈出血的情况(图7-10),应及时就诊,由医生检查引起肿胀出血的原因并给予处理。需要注意的是,当炎症只局限在软组织上时,解决问题的重点在患者身上,即进行正确的口腔清洁,正确刷牙,使用牙线、漱口水,定期洁牙(需告知医生哪些是种植牙,从而避免洁治器损伤种植体表面)。

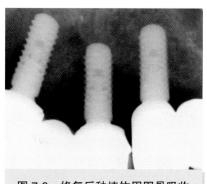

图 7-9　修复后种植体周围骨吸收

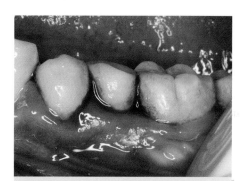

图 7-10　牙龈出血

(2)种植牙周围牙龈上出现"白点"甚至有脓液流出:若发现种植牙周围牙龈上有"白点"或脓液流出时,表明种植牙或种植牙的邻近牙齿可能发生了炎症,应当及时就医,尽快消除炎症。部分患者牙龈上出现"白点"或流脓时,并不会感到疼痛,因此容易被患者忽视,导致炎症继续发展而使病情加重。

(3)种植牙区域疼痛:种植牙位置发生疼痛时,有可能是种植牙本身发生炎症,也可能是种植牙邻牙发生炎症,但两者都不应忽视。种植牙本身发生炎症时,应当及时处理。若是种植牙周围邻牙的问题,为了规避其扩展波及种植牙以及从患者自身牙齿的健康考虑,都应该及时处理,尽量保存患牙的同时避免种植牙受到影响。如已无法保留则要果断拔除。

种植牙为烤瓷冠(烤瓷冠内层是金属材料),口内还有其他烤瓷、金属修复或者银汞合金充填的牙时,若金属类别不同,唾液可以成为电解池,有可能因发生电化学反应而引起疼痛,这种情况应拆除一种烤瓷冠,换为与其他烤瓷冠金属类别相同的烤瓷冠或进行全瓷冠修复。

(4) 塞牙:塞牙是种植牙戴入口内后,很可能出现的一类问题(图 7-11)。嵌塞的食物如果得到及时清除,例如饭后使用牙线等,不会引发炎症。塞牙有水平向和垂直向两种,垂直向的塞牙是由于牙齿之间接触得太松或者咀嚼时咬合的力量分布不均匀,复诊进行适当调磨后或加瓷后,基本可以解决。如果患者本身牙齿间的牙龈出

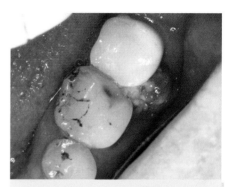

图 7-11　塞牙伴牙龈红肿

现萎缩时,食物残渣很容易在咀嚼过程中被推挤到牙龈萎缩后出现的空隙当中,这种塞牙就是水平向的,目前很难彻底解决这一问题,但这种食物嵌塞通常可以通过漱口清洁出食物残渣。若出现塞牙,应学会使用牙线、牙间隙刷或冲牙器自行清洁食物残渣,保持口腔卫生,以免菌斑长期堆积引起感染等问题。如果食物嵌塞加重,建议复诊检查。

(5) 其他特殊的问题

1) 黏膜上的异常表现:种植体周围黏膜上可能会出现糜烂、溃疡、白色斑块或网状条纹等,这种情况大多与种植牙无关,可能是患者自身的口腔黏膜疾病,应及时就诊,进行相应治疗。

2) 肿瘤:肿瘤可发生在种植体周围,但发生率非常低,通常表现为外生性肿物,常在短期内快速长大。

3) 材料过敏:材料过敏发生率很低,主要表现为红肿。材料过敏中大部分为对金属过敏。有明显过敏反应者应考虑其他修复手段或更换材料。

4. 种植牙会松动脱落吗？脱落后还能再次做种植牙吗？

修复完成的种植牙就如同患者口内的一颗"重获新生"的牙齿，它将与天然牙一起工作，发挥美观、咀嚼、发音等功能，多数种植牙可以逐渐被人体适应并终身发挥正常功能。但是，它也和天然牙一样承受了各种生理病理和意外创伤的风险。在某些情况下，种植牙的牙冠会发生松动或者脱落，比如患者在戴牙 24 小时内使用种植牙或者总是吃太硬的食物。

有时临床上种植牙冠的松动或脱落更多的是提示种植牙基台、种植体等相关部件出现了问题，此时应及时就诊。如果种植体出现松动脱落，则要进行相应的处理。待创口愈合后再根据脱落的原因和局部牙槽骨的愈合情况以及患者全身健康状况来决定是否能再次进行种植。

5. 什么原因会引起种植牙的松动或者脱落？

很多种情况都可以导致种植牙出现松动或脱落，比如种植体骨结合失败、种植体折断、种植体中间的螺丝发生了松动或者折断、连接种植体和牙冠的部件（基台）发生了折断（图 7-12）以及牙冠本身的原因。

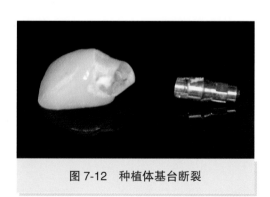

图 7-12　种植体基台断裂

6. 发现种植牙松动或者脱落怎么办？

一旦发现种植牙出现了松动或脱落，应该及时就医处理。如果当时因为某些客观原因不能马上去医院治疗，应该及时联系自己的医生告知情况，寻求医生的建议，并严格按照医生的建议进行应急处理。如果既不能及时去医院也联系不上医生，此时最应该做的就是不再使用该松动或者脱落的种植牙。切记，一定不能凭自己的想法自行处理。

7. 种植牙会被咬断吗？咬断了该怎么办？

一般来说，种植牙不会被咬断，但是在某些特殊情况下种植牙会被咬断，比如：①用种植牙吃蚕豆、坚果、软骨等太过坚硬的食物；②有夜磨牙等情况而没有治疗，从而使种植牙承受了过大的力量；③在使用过程中可能发生了螺丝松动，但是没有发现，螺丝松动久了可能就会发生折断（图7-13）；④发现种植牙出现轻微松动，但是没有引起重视，认为没有什么大问题，不去医院而继续用种植牙吃东西。

如果一旦发生种植牙咬断的情况，应当妥善保管断了的种植牙，防止误吞误咽。停止继续使用该种植牙，并及时就诊，寻求医生的帮助。

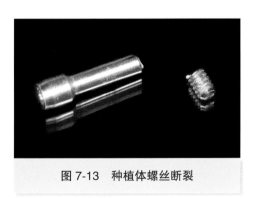

图7-13　种植体螺丝断裂

8. 除了上述问题,还有哪些情况需要注意?

当种植相关部件出现问题时,有时患者仅感觉种植牙发生了轻微松动。有些烤瓷牙修复的患者可能会发现牙齿表面缺了一块(种植牙崩瓷)(图 7-14),有时甚至没有任何感觉。因此,种植治疗完成后的定期复查就显得尤为重要。在复查过程中通过检查、拍摄 X 线片可以发现绝大多数问题。为了能够早期发现和早期处理这些问题,患者应该在戴牙后 1 个月、3 个月、6 个月和 1 年进行复诊,以后视情况决定是 3 个月、6 个月或者 1 年复诊一次。

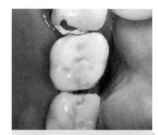

图 7-14 修复体崩瓷

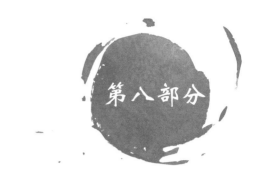

第八部分

种植治疗相关名词

种植牙的治疗按时间顺序一般分为初诊、一期手术、拆线、二期手术、取模、戴牙、定期复查等,复杂病例的步骤会更多。下面按照种植牙的治疗流程来介绍主要的专业术语。

一、种植治疗相关术语

1. 种植义齿:种植义齿是一种主要由种植体、基台和上部结构(如牙冠、附着体)组成的修复牙齿缺失的义齿(图8-1)。

2. 种植体:种植体是植入骨组织内替代天然牙根的结构,具有支持、传导和分散殆力的作用,主要以生物相容性好的钛金属材料为主,医生可以根据患者情况选择不同的直径和长度。

3. 基台(修复基台):基台(修复基台)是连

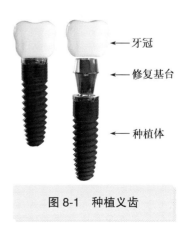

图8-1　种植义齿

牙冠

修复基台

种植体

接骨内的种植体与牙冠的部分,基台和种植体一般通过中央螺丝进行连接和固定,牙冠修复体可粘接或用螺丝固定于基台上(图8-2)。

4. 牙槽骨骨量与骨质:牙槽骨骨量与骨质常指牙缺失部位的骨组织量和密度,是种植体植入和长期稳定的重要结构。

5. 植骨:植骨是采用不同的骨替代材料修复骨缺损的方式。

6. 骨结合:骨结合是种植体与骨组织的紧密结合结构。只有完成了骨结合的种植体才能够进行牙冠修复,行使咀嚼功能。种植体植入骨组织后,需3~6个月才能形成骨结合。

7. 近远中间隙:近远中间隙是指缺牙后两相邻牙之间的距离(图8-3)。近远中间隙决定了最终修复体的大小。如果缺牙时间太长,邻牙有倾斜、移位等导致余留的间隙不够,则有可能需要对邻牙进行调磨或通过正畸的方式获得必要的修复空间。

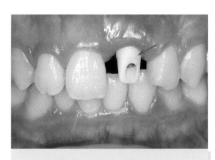

图8-2　基台(箭头示)

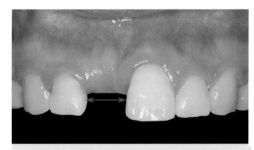

图8-3　缺牙区近远中间隙(箭头示)

8. 咬合空间:咬合空间是指缺牙区能够用于安放牙冠等修复体的空间。当缺牙后未及时修复时,对颌牙齿将移位(如伸长)导致缺失牙区间隙变小(图8-4),使修复困难,常需要对对颌牙齿进行调磨或通过正畸的方式获得必要的修复空间。

9. 一期手术:一期手术即种植体植入骨组织内的手术(图8-5)。部分患者术后将局部切开的软组织关闭缝合,完全覆盖种植体上端。待种植体完成骨结合后,局麻下进行种植体上部暴露术(也称二期手术),并在种植体顶端安

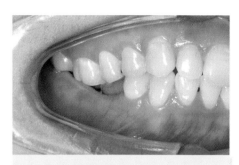

图 8-4　缺牙区咬合空间不足（箭头示）

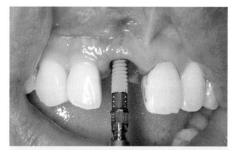

图 8-5　种植体植入

放牙龈成形基台，1 周后取牙模进行修复。

10. 拆线：如果有缝线，则需要拆线，一般种植牙术后 7~14 天拆线。

11. 二期手术：二期手术是种植体与骨组织形成骨结合后，局麻下进行种植体上部暴露术。二期手术中安装牙龈成形基台，并可进行种植体周围软组织塑形。与一期手术相比，二期手术创伤小，术后反应轻。

12. 临时牙：临时牙是在完成最终修复体（牙冠等）前，用于临时修复功能或外观的修复体（图 8-6）。临时牙对获得前牙美观效果非常重要，具有牙龈塑形的作用。同时，临时牙还是一种过渡义齿，有助于调节和适应咬合关系。

13. 戴牙：戴牙是将制作完成的牙冠等修复体就位、固定于种植基台上的过程（图 8-7），是种植修复流程的最后一步。理想的修复体固位良好，与相邻牙接触位置和松紧适度，形态协调。

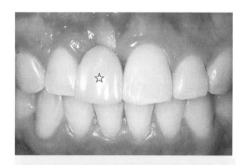

图 8-6　临时牙修复（☆示）

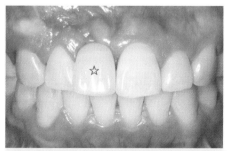

图 8-7　试戴最终修复体（☆示）

14. **定期复查**：由于口腔环境的复杂性和可变性，影响因素繁多，定期检查种植牙的健康情况非常重要，能有效预防并及尽早发现可能存在的问题。

二、种植牙手术相关术语

1. **牙槽骨**：牙槽骨是上下颌骨的一部分，围绕在天然牙周围。牙槽骨由骨密质和骨小梁结构的骨松质组成，其包绕、固定和支持种植体（图 8-8）。

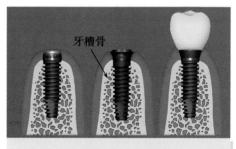

图 8-8 牙槽骨

2. **牙槽骨骨质（牙槽骨密度）**：牙槽骨骨质常分为 4 类（图 8-9）：一类骨是指骨密质密度高，血运较差，不是种植的理想条件；二类和三类既有致密的骨密质，又有血运良好的骨松质可以为种植体的植入提供理想的条件和稳定性；四类骨密度低，种植体植入须谨慎。

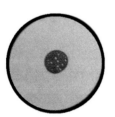 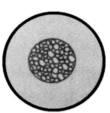 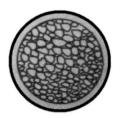 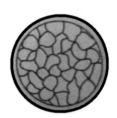

图 8-9 牙槽骨骨质
由左到右依次为一类、二类、三类、四类骨

3. **麻醉**：麻醉是由药物或其他方法产生的一种中枢神经系统和 / 或周围神经系统的可逆性功能抑制，其特点主要是痛觉的丧失，分局部浸润麻醉和阻滞麻醉。局部浸润麻醉是将药物注射于局部组织内，使其痛觉丧失。阻滞麻醉是将药物注射于神经干或主要分支周围,使该神经分布区域的痛觉丧失。

4. 骨移植材料:骨移植材料是用于增加、改善局部骨量的材料。可分为自体骨、同种异体骨(图 8-10)、异种骨和合成材料。

5. 屏障膜:屏障膜是用于维持局部空间,防止屏障膜外的组织长入的膜状生物材料。屏障膜具有良好的生物相容

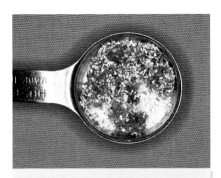

图 8-10　骨粉(同种异体骨)

性,在体内留置期间不引起机体排斥反应和炎症反应,屏障膜的使用可以阻止结缔组织细胞和上皮细胞通过。根据屏障膜能否被吸收可分为不可吸收性膜(聚四氟乙烯膜、钛膜等)(图 8-11)和可吸收性膜(胶原膜、聚乳酸膜等)(图 8-12)。

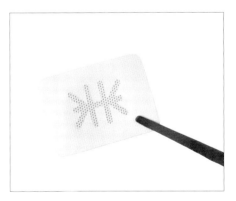

图 8-11　不可吸收性膜

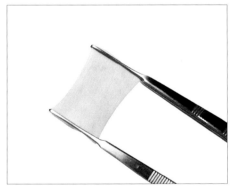

图 8-12　可吸收性膜

6. 引导骨再生:引导骨再生是一种创造骨组织优势生长环境的方法(图8-13)。引导骨再生一般包括4个要素:屏障膜、骨移植材料、血供和成骨细胞等。

7. 自体骨移植:自体骨移植是骨取自同一患者的口内或口外部位,将其移植于患者自身骨缺损处(图 8-14)。骨的来源决定其骨密质和骨松质的程度。当骨量不足时,可以取块状骨(颏部、下颌骨升支颊板区、颅骨或髂骨)。自体

骨通常与异体骨、人工合成骨材料混合使用。

8. 上颌窦底提升术：上颌窦底提升术是为解决上颌后牙区牙槽骨吸收或者上颌窦腔气化后，种植体植入时垂直骨量不足的问题而采用的骨增量技术，包括上颌窦侧壁开窗技术和经牙槽嵴顶上颌窦底提升术（图 8-15）。通常

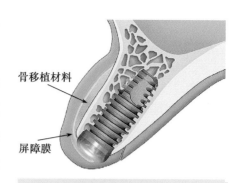

骨移植材料

屏障膜

图 8-13　引导骨再生

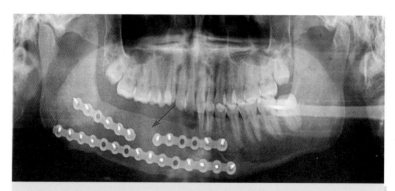

图 8-14　自体骨移植（箭头示）

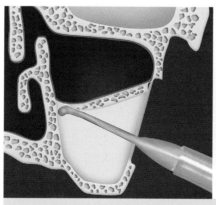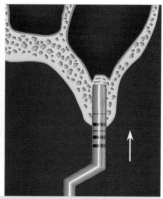

图 8-15　上颌窦侧壁开窗技术（左）和经牙槽嵴入路术（右）

将自体骨与骨替代材料混合植入上颌窦腔,增加骨容积并避免骨改建过程中的骨吸收。

9. 计算机辅助制作的外科导板:计算机辅助制作的外科导板是用于指导种植位点、方向、深度的模板结构。通过在计算机体层扫描片中进行种植体植入的设计,可获得较为精确的种植床预备(图 8-16)。

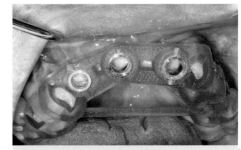

图 8-16　种植导板

10. 即刻种植:即刻种植是拔牙后立即种植的手术方式,缩短了治疗周期(图 8-17)。

11. 早期种植:早期种植分为软组织愈合的早期种植(拔牙后 4~8 周)和部分骨组织愈合的早期种植(拔牙后 12~16 周),一般指前者。

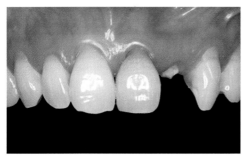

术前

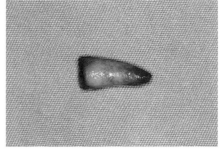

即刻拔牙

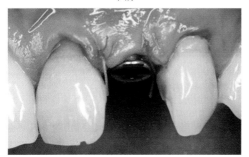

种植体植入

图 8-17　即刻种植

12. 延期种植：延期种植是拔牙后 6 个月或更长时间，拔牙窝完全愈合后再进行种植体植入的手术方式。

13. 愈合帽：愈合帽是用于种植体植入后封闭种植体上方衔接基台的孔的结构（图 8-18）。

14. 一段式种植体：一段式种植体的种植体和基台是连体式（图 8-19）。

15. 两段式种植体：两段式种植体的种植体和基台为分体式（图 8-1）。

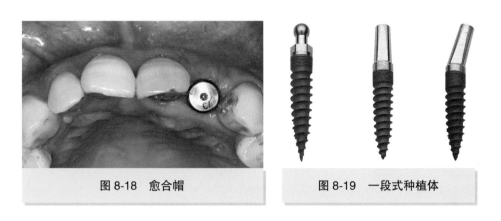

图 8-18　愈合帽　　　　　图 8-19　一段式种植体

三、种植修复相关术语

1. 取模：取模是采用一定的材料复制上下颌形态的过程，是制作种植修复体的重要步骤（图 8-20）。

2. 工作模：工作模是种植牙的牙颌模型（图 8-21）。

3. 颌位记录：对于部分病例，除了取模外，还需要记录咬合关系。颌位记录指用𬌗托来确定并记录在患者面部下 1/3 的适宜高度和两侧髁突在下颌关节凹生理后位时的上下颌位置关系，以便在此位置关系下重建患者的牙尖交错𬌗。通俗来讲即精确复制口内上下颌牙齿相对的一个位置关系。咬合记录用于上𬌗架，便于制作更加精确的修复体（图 8-22）。

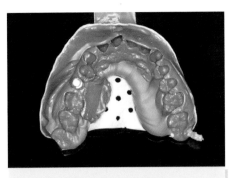

图 8-20 工作印模

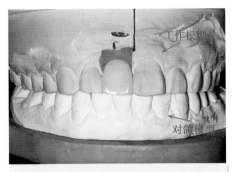

图 8-21 根据印模翻制的石膏模型

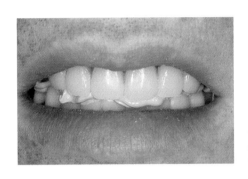

图 8-22 咬合记录

4. 粭架:粭架是用于模拟咀嚼器官(颞下颌关节、颌骨和牙)空间关系的装置(图 8-23)。目前市面上有多种模拟咬合和下颌运动的粭架,可以在一定程度上复制下颌的运动状态,以辅助制作出更精确的牙齿功能外形。

5. 咬合纸:咬合纸是用于检查咬合接触位置、范围和力度的墨浸纸或丝带,用于戴牙时检查咬合接触情况。

6. 种植义齿上部结构:种植义齿上部结构包括牙冠和修复基台。牙冠的材料有全瓷冠(图 8-24)、贵金属烤瓷冠等。

7. 粘接固位:通过粘接剂将修复体与基台连接固定的方式。

8. 螺丝固位:螺丝固位采用螺丝将修复体固定在基台或种植体上。

9. 全口覆盖式种植义齿:全口覆盖式种植义齿为种植体(连接或不连接)以及相关组织结构支持的全口义齿,义齿覆盖种植体与周围组织,患者可以自行摘戴。其附着体包括杆卡式、球帽式、磁性附着体、locater 等固位方式。

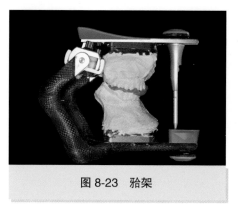

图 8-23　*殆*架

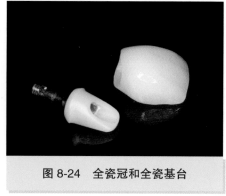

图 8-24　全瓷冠和全瓷基台

10. 全口固定式种植义齿：全口固定式种植义齿由金属底冠或金属支架及螺丝直接将上部结构固定在种植体基台上，患者不能自行取戴。上部结构的支持和固位完全由种植体承担，种植体数目一般为 6~8 个。

四、种植复查相关术语

1. 并发症：并发症是常规治疗出现的意外结果，通常为机械并发症和生物学并发症，例如种植体折断、手术并发症、出血、下牙槽神经损伤、感染、伤口延迟愈合或没有获得骨结合。

2. 食物嵌塞：食物嵌塞的原因十分复杂，常见于牙龈萎缩，牙齿之间接触不良、牙齿咬合接触异常等，一般可通过定期调改咬合加以改善。若因牙齿排列或不明原因的个体差异无法完全解决时，则需要使用牙线、牙间隙刷、冲牙器等进行自我清洁并定期到医院进行种植牙健康维护。

3. 螺丝松动：螺丝松动是螺丝预紧力丧失，导致修复体或基台失去稳定性。若感觉种植牙松动时，一定要及时复查。

4. 殆面充填物脱落：殆面充填物脱落是指封闭种植牙牙冠咬合面固定螺丝位置上方孔状结构的树脂等材料脱落。殆面充填物脱落应及时复诊重新充填即可。

5. 种植体周围病:种植体周围病局限于软组织(种植体周围黏膜炎),或扩散至周围的骨组织,导致骨组织破坏(种植体周围炎),甚至种植体松动,细菌是主要的病因,须及时治疗。

6. 种植体周围黏膜炎:种植体周围黏膜炎是种植体周围菌斑堆积和细菌侵袭所引起的种植体周围黏膜的炎症,在此阶段若治疗得当,可以完全愈合。

7. 种植体周围炎:种植体周围炎是因种植体周围黏膜炎未得到及时的治疗,累及牙槽骨,引起种植体周围骨吸收。若治疗不及时,将导致持续的骨吸收,最终使种植体松动、脱落。种植体周围炎是影响牙种植远期效果,导致种植牙失败的主要原因之一。

8. 磨牙症:磨牙症是牙齿不自觉地研磨、紧咬,可发生于白天或夜间,通常会造成牙的过度磨耗、牙周创伤、疼痛和神经肌肉问题。病因尚不清楚,一般认为可能与精神压力、咬合紊乱或中枢神经系统功能紊乱有关。有磨牙症的患者应该进行治疗,如配戴殆垫保护牙齿等。